Eine Idee lebt!

**Puricelli-Stiftung – Krankenhaus –
Psychosomatische Fachklinik**

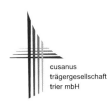

cusanus
trägergesellschaft
trier mbH

Das St. Franziska-Stift
ist eine Einrichtung der
cusanus trägergesellschaft trier mbH

Eine Idee lebt!
Festschrift zum Jubiläum 100 Jahre St. Franziska-Stift
Prof. Dr. Heinz Rüddel (Hrsg.)

ISBN: 978-3-935516-49-5
1. Auflage, Juli 2009

© Verlag Matthias Ess, Bleichstraße 25, Bad Kreuznach

Über nunmehr hundert Jahre hat das St. Franziska-Stift als karitative Stiftung von Franziska Puricelli Menschen der Region kompetente medizinische Behandlung, vielfältige soziale Hilfen und geistlichen Beistand geboten.

Lassen Sie sich einladen, mit Rückblicken, Erinnerungen und Bildern die wechselvolle Geschichte des Krankenhauses und der Fachklinik St. Franziska-Stift seit der Grundsteinlegung im Jahre 1909 zu verfolgen.

Eine Stiftungsidee wie die der Franziska Puricelli hat eine historische Dimension der Entstehung und der Ausgestaltung im Verlauf der Zeit, ist aber auch Vermächtnis und immer neue Herausforderung für die Gegenwart. In diesem Buch stellen wir deshalb neben der Geschichte des Hauses und der in ihm tätigen Menschen auch unsere heutige Arbeit in der jetzt bestehenden Psychosomatischen Fachklinik St. Franziska-Stift vor. Im Sinne der Stifterin wollen wir den uns anvertrauten Patienten eine den ganzen Menschen umfassende psychosomatische Behandlung und Rehabilitation auf dem neuesten Stand des medizinischen Wissens zugute kommen lassen und als katholische Einrichtung bei den Menschen der Umgebung, den Kirchengemeinden und unseren Mitarbeiterinnen und Mitarbeitern präsent sein.

Das Direktorium des
St. Franziska-Stifts

Gemeinsam bringen wir es in Bewegung!

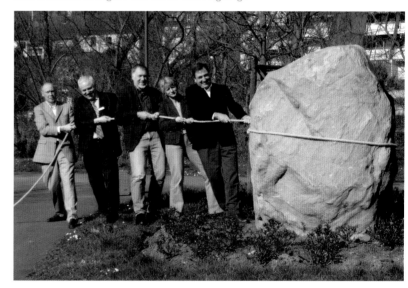

Leitender Psychologe Dr. Gerhard Terporten, Kaufmännischer Direktor Paul Kaiser, Leitender Psychologe Dr. Elmar Mans, Pflegedirektorin Claudia Stangenberg, Ärztlicher Direktor Prof. Dr. Heinz Rüddel (v.l.)

Helfen und heilen,
Leiden lindern:
Ein Ort der Zuflucht
für kranke Seelen.

Im Wechsel der Zeiten
für ein Jahrhundert
ein Ort der Barmherzigkeit
in der Nachfolge dessen,
der sein Leben gab,
um das unsere zu retten.

Steinernes Zeugnis
für das gelungene Leben
der Stifterin,
die durch eigenes Leid
zum Mitleid befähigt,
segensreich wirkte.

Im Park sicher gehen,
gemessenen Schrittes,
Ruhe finden in unruhiger Zeit.
Rückzug in die Kapelle,
wo in der Stille
Zwiesprache stattfinden kann.

Dank sei gesagt
für viele helfende Hände.
Es gibt diesen Ort
in bedrohter Welt,
wo Tröstung und Heilung geschieht.

In Dankbarkeit:
Hedwig Kloster-Holl

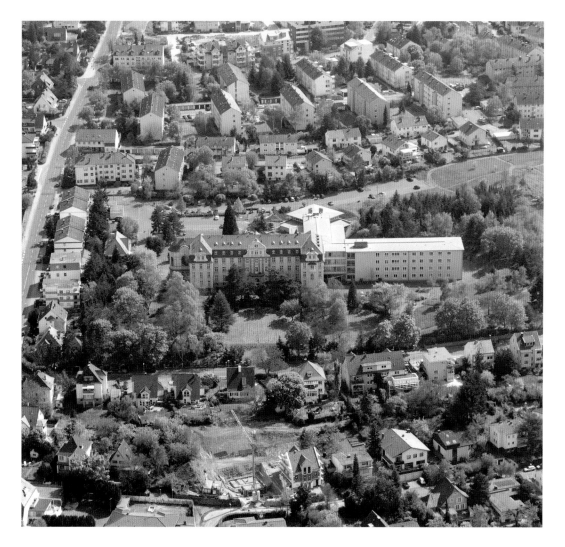

Inhalt

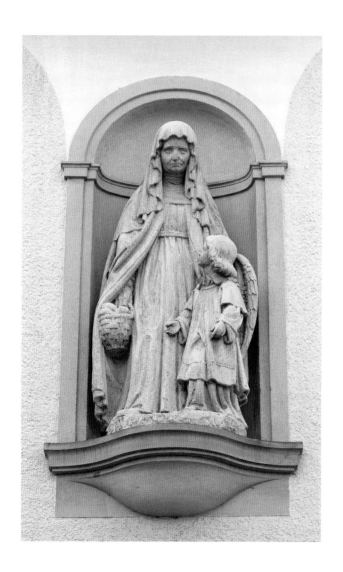

Wie das Franziska-Stift zu seinem Namen kam

Franziska Puricelli, geboren 1830, war eine vermögende Frau aus angesehenem Hause. Am Institut der badischen Großherzogin Stephanie erzogen, heiratete sie ihren leiblichen Vetter, Karl Puricelli (Karl III.). Die schwere Tuberkulose ihrer Schwester Jenny (Eugenie), die mit 22 Jahren starb, und die kinderlos gebliebene Ehe ihres einzigen Sohnes brachten sie dazu, den größten Teil des Vermögens einer Stiftung zu geben. Daraus wurde einige Jahre nach ihrem Tode das Franziskastift.

In Bad Kreuznach gab es bereits unter dem Protektorat der preußischen Kaiserin Viktoria eine eher evangelisch orientierte Einrichtung namens Viktoriastift. Dem wollte Franziska Puricelli eine katholische Stiftung für Kinder hinzufügen.

Das Franziskastift sollte den Namen der Namensheiligen von Franziska Puricelli tragen. Deshalb wurde die heilige Franziska von Rom ausgewählt. Sie ist auf der Fassade des Hauses als römische Frau mit einem Kind an der Seite dargestellt, anderenorts auch mit Buch und einem Maultier, das mit Holz für die Armen beladen ist. Parallelen zwischen dem Leben der Stifterin Franziska Puricelli und der heiligen Franziska von Rom sind unübersehbar.

Grußworte

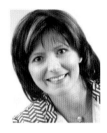

Das St. Franziska-Stift, aus dem 1991 die Psychosomatische Fachklinik hervorging, feiert sein 100-jähriges Bestehen. Dazu gratuliere ich den Mitgliedern des Direktoriums und allen Mitarbeiterinnen und Mitarbeitern sehr herzlich. Mit meinem Glückwunsch verbinde ich meinen Dank für die gute Arbeit, die Sie täglich für Patientinnen und Patienten mit psychosomatischen Störungen im St. Franziska-Stift leisten.

Ihre Existenz verdankt die Klinik der Stiftung einer wohltätigen Familie aus der Region. Der kirchliche Träger hat das Krankenhaus während der Kriegswirren für die Versorgung von Kriegsverletzten zur Verfügung gestellt. Nach dem Zweiten Weltkrieg war das St. Franziska-Stift über einige Jahrzehnte im Krankenhausbedarfsplan der Landesregierung und hat sich besonders als Geburtsklinik bei den Einwohnern der Stadt und des Landkreises ein hohes Ansehen erworben.

Bereits Anfang der 1980iger Jahre war abzusehen, dass in Bad Kreuznach keine drei konfessionellen Krankenhäuser mit sehr ähnlichen Fachabteilungen wirtschaftlich existieren konnten. Die staatliche Aufsicht nahm das St. Franziska-Stift aus dem rheinland-pfälzischen Krankenhausbedarfsplan heraus und hat den Neustart als Psychosomatische Rehabilitationsklinik im Jahre 1991 in die Wege geleitet. Die rheinland-pfälzische Landesregierung hat den Neuanfang mit erheblichen Fördermitteln unterstützt.

Seither werden in der Psychosomatischen Fachklinik St. Franziska-Stift in Bad Kreuznach Patientinnen und Patienten mit chronischen psychosomatischen Erkrankungen erfolgreich rehabilitiert. Das zeigen sowohl die Effektivitätsdaten, die die Klinik seit 13 Jahren veröffentlicht, als auch das systematische Qualitätsmanagement, für das die Klinik mit dem Zertifikat „Exzellente Qualität in der Rehabilitation" ausgezeichnet wurde. 2008 empfing die Klinik außerdem den Innovationspreis der Landesregierung für den Einsatz von internetgestützten Therapiehilfen in der stationären Rehabilitationsbehandlung bei Patienten mit schwerwiegenden Gesundheitsstörungen wie emotionale Instabilität, Essstörungen und Traumatisierung.

Psychosomatische Krankheiten müssen so früh und so gut wie möglich behandelt werden. Individuelle psychosomatische Behandlungsangebote werden dafür in Zukunft immer wichtiger. Als Gesundheitsministerin des Landes Rheinland-Pfalz bin ich froh über die Hilfe, die psychosomatisch erkrankte Menschen in der Psychosomatischen Fachklinik St. Franziska-Stift in Bad Kreuznach erfahren. Sie selbst definieren Ihre Klinik als einen Ort, an dem Menschen die Chance bekommen, ihr Leben in heilsame Bewegung zu bringen und nachhaltige Veränderungen für ein gesünderes Leben zu erreichen. Dazu wünsche ich Ihnen weiter gutes Gelingen!

Malu Dreyer
Ministerin für Arbeit, Soziales,
Gesundheit, Familie und Frauen
des Landes Rheinland-Pfalz

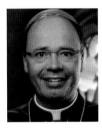

Dankbar blicken viele Menschen in diesen Wochen auf das 100-jährige Bestehen des St. Franziska-Stiftes in Bad Kreuznach zurück. Als Bischof ist es mir ein aufrichtiges Anliegen, allen Mitarbeiterinnen und Mitarbeitern, Patientinnen und Patienten sowie den Bürgerinnen und Bürgern im Einzugsbereich dieser zentralen Einrichtung der gelebten Nächstenliebe anlässlich ihres Jubiläums meine herzlichen Glück- und Segenswünsche zu übermitteln. Es freut mich, dass Weihbischof Jörg Michael Peters in meiner Vertretung den Jubiläums-Festgottesdienst am 12. Juli 2009 feiern wird.

Schon ein Blick in die bewegte Geschichte des Stiftes lässt erkennen, wie fruchtbar sich die christliche Nächstenliebe in die jeweilige Notlage einer ganz bestimmten Zeit eingebracht hat. So entstand das Stift im Jahre 1909 zunächst als Krankenhaus für Frauen, dessen Bau Franziska Puricelli in ihrem Testament verfügt hatte. In der Folgezeit reagierten die Verantwortlichen je neu auf die Zeichen der Zeit. Alsbald wurden auch männliche Patienten

aufgenommen. Während der Kriege behandelte man Verwundete im St. Franziska-Stift. In Zeiten wirtschaftlicher Not wurde eine Armenspeisung eingerichtet. Immer wieder wurden medizinische Fachabteilungen eröffnet und den Bedingungen der Zeit angepasst. Nicht zuletzt der große Einsatz der Barmherzigen Schwestern vom Hl. Karl Borromäus zwischen 1911 und 1985 und die gute Zusammenarbeit mit allen Ärzten, dem Pflegepersonal und der gesamten Belegschaft machten diese flexiblen Anpassungen an die jeweilige Notlage der Menschen möglich. Schließlich wurde das Stift 1989 von dem Caritas Trägergesellschaft Trier e. V. übernommen. Dem ehemaligen Akut-Krankenhaus wurde abermals eine neue Bestimmung gegeben. Mit einem rundum erneuerten Konzept als psychosomatischer Fachklinik erfährt der letzte Wille der Stifterin seit 1992 mit großem Erfolg eine neue Deutung. Unabhängige Fachleute bescheinigen der Fachklinik eine exzellente Qualität in der Rehabilitation.
Je neu flexibel und ideenreich die christliche Nächstenliebe in die Notlage einer ganz bestimmten Zeit einzubringen, ist die Erfahrung der 100-jährigen Geschichte des St. Franziska-Stiftes. Sie darf uns dankbar und stolz stimmen. Gleichzei-

tig ist sie Ermutigung und Ansporn, diesen Weg in die Zukunft hinein fortzusetzen. In seiner Enzyklika Deus caritas est (2005) weist Papst Benedikt XVI. eindringlich darauf hin: „Liebe – Caritas – wird immer nötig sein, auch in der gerechtesten Gesellschaft. Es gibt keine gerechte Staatsordnung, die den Dienst der Liebe überflüssig machen könnte. Wer die Liebe abschaffen will, ist dabei, den Menschen als Menschen abzuschaffen. Immer wird es Leid geben, das Tröstung und Hilfe braucht. Immer wird es Einsamkeit geben. Immer wird es auch die Situationen materieller Not geben, in denen Hilfe im Sinn gelebter Nächstenliebe nötig ist" (Nr. 28). Möge das St. Franziska-Stift auch in Zukunft dazu beitragen, Menschen situationsgerecht zu helfen, sie in ihrer Entwicklung zu fördern und ihre Leiden zu heilen.

Dazu erbitte ich von Herzen Gottes Segen.
Ihr

+ Stephan Ackermann

Dr. Stephan Ackermann
Bischof von Trier

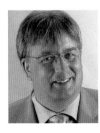

Das St. Franziska-Stift ist nicht nur einer der bedeutendsten Arbeitgeber in unserer Stadt. Es ist mit seinen über 100 Jahren auch ein wichtiges Kapitel in unserer Geschichte. Viele Menschen verknüpfen besondere Erinnerungen mit dem Stift als ein Ort der Geborgenheit für Patienten. Sehr viele Bad Kreuznacher sind in dieser „Geburtsklinik" auf die Welt gekommen. Während der beiden Kriege schöpften dort Verletzte neuen Mut für einen Neustart.

Einen Neustart gab es 1991 auch für das Franziska-Stift. Als Psychosomatische Fachklinik entwickelte sich die Gesundheitseinrichtung zu einem Leuchtturm in der nationalen Rehabilitationsmedizin.

Das St. Franziska-Stift ist wesentlich daran beteiligt, dass im Jahr 2007 in Bad Kreuznach und in Bad Münster am Stein-Ebernburg das Reha-Kompetenzzentrum aus der Taufe gehoben wurde. Durch den Zusammenschluss von lokalen Reha-Kliniken sollen bessere Behandlungsergebnisse erzielt, die Prävention verbessert sowie gemeinsame Forschungen realisiert werden. Mit der Fachkompetenz der Psychosomatischen Fachklinik wollen wir die Angebote „Anti-Stress-Management" und „Anti-Stress-Coaching" entwickeln. Damit stärken wir unsere Position auf dem Markt der Gesundheit. Dabei haben wir mit dem Franziska-Stift einen verlässlichen und über die Stadtgrenzen anerkannten Partner an unserer Seite.

Ich wünsche der Klinik für die nächsten Jahre weiterhin ein erfolgreiches Wirtschaften zum Wohle der Patienten, einen weiteren festen Platz in der deutschen Rehabilitationslandschaft und eine wirtschaftlich gesunde Existenz als Arbeitgeber in unserer Stadt.

Andreas Ludwig
Oberbürgermeister
der Stadt Bad Kreuznach

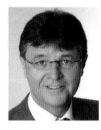

Mit großer Freude blicken wir auf den 100. Geburtstag unseres St. Franziska-Stifts. Dieses Jubiläum erfüllt uns mit Stolz und Dankbarkeit. An diesem Ehrentag halten wir inne und schauen respektvoll auf die beeindruckende Geschichte, unser gegenwärtiges Arbeiten und auf eine vielversprechende Zukunft.

Den Grundstein für dieses außergewöhnliche Schaffen legte die Industriellengattin Franziska Puricelli. Mit der Übergabe der Schenkungsurkunde erhalten die Katholischen Kirchengemeinden St. Nikolaus und Hl. Kreuz 1909 das St. Franziska-Stift. Von Anfang an ist der Mensch im Mittelpunkt eines von einem christlichen Menschenbild geprägten Handelns. Auch in unserer Trägergesellschaft nimmt das christliche Menschenbild einen hohen Stellenwert ein. Christliche Werte sind nicht zuletzt auch von Bedeutung für die Patientinnen und Patienten in der Sinnfindung bei der Neugestaltung des Lebens nach psychosomatischen Erkrankungen aufgrund von inneren und äußeren Konflikten. Die

Seelsorge hat mit einem differenzierten Angebot für Menschen mit psychosomatischen Leiden einen beständigen Platz im Klinikkonzept. So nimmt denn über die vergangenen 100 Jahre hinweg das christliche Gedankengut einen wichtigen Raum im St. Franziska-Stift ein.

Daneben zeigt die Beschäftigung mit den geschichtlichen Stationen des Hauses auf, dass das St. Franziska-Stift erst seit vergleichsweise kurzer Zeit in unserer cusanus trägergesellschaft trier mbH ist. Als die ctt das Haus Ende der 80er Jahre übernahm, war die Ausgangssituation alles andere als rosig. Schnell gelang es der seit 1991 in der ctt-Trägerschaft befindlichen Psychosomatischen Fachklinik St. Franziska-Stift, die Zuweiser, Aufsichtsbehörden, Kostenträger und Patienten von der Konzeption und den guten Behandlungsergebnissen zu überzeugen. Das St. Franziska-Stift wurde zu einem Motor der sektorenübergreifenden Patientenversorgung, um Patienten mit sehr chronifizierten psychosomatischen Störungen und erheblichen Funktionseinschränkungen eine bessere Versorgung im gegliederten Gesundheitssystem zukommen zu lassen.

Die Inbetriebnahme der Prieger Klinik, die Renovierung des St. Franziska-Stifts, der Anbau mit Erweiterung und die Gründung des MVZ sind einige aktuelle Bausteine aus einem Gesamtkonzept, mit dem wir konsequent an der Weiterentwicklung des Versorgungsangebotes arbeiten. Mit diesen zukunftsweisenden Investitionen wollen wir auch in den nächsten Jahrzehnten der Katholischen Kirchengemeinde Heilig Kreuz, der Stadt Bad Kreuznach, der Landesregierung, der Deutschen Rentenversicherung und den Krankenkassen als verlässlicher Partner zum Wohle der uns anvertrauten Patienten zur Seite stehen dürfen.

Ich bin überzeugt davon, dass wir gemeinsam mit allen Beteiligten auf einem guten Weg in die Zukunft sind.

Burkhard Nauroth
Geschäftsführer der
cusanus trägergesellschaft trier mbH

Wer waren „die Puricellis"?

Der Name „Puricelli" tauchte 1750 zum ersten Mal im hiesigen Raum auf. Giacomo Puricelli wurde Bürger der Stadt Meisenheim und betrieb dort ein Einzelhandelsgeschäft. Sein Sohn Karl Puricelli heiratete Margarethe Utsch, die Tochter des Besitzers der Rheinböller Hütte, einer zum damaligen Zeitpunkt bereits bedeutenden Industrieanlage. Aus der Ehe Karl Puricellis mit Margarethe Utsch ging Heinrich hervor, der zusammen mit seiner Frau drei Kinder zur Welt brachte: Eduard, Franziska und Eugenie Puricelli. In der Mitte des 19. Jahrhunderts war die Familie Puricelli bereits so etwas wie ein ausgedehnter Familienkonzern. Neben der Rheinböller Hütte waren es Monopolverträge zur Gasversorgung großer rheinischer Städte, Weingüter an der Mosel und an der Nahe wie auch verschiedene andere Industrieanlagen, die sie zusammen mit ausgedehnten Waldgebieten erworben hatten und mit Geschick und großem Gewinn bewirtschafteten.

Franziska Puricelli wurde 1830 geboren. Sie heiratete Karl (III) Puricelli, ihren leiblichen Vetter, was durch eine Ausnahmegenehmigung möglich wurde. Aus dieser Ehe ging Heinrich Puricelli hervor, der um das Jahr 1900 im Alter von 48 Jahren verstarb. Heinrich Puricelli lebte im Rittergut Bangert in Bad Kreuznach, dem heutigen Schlossparkmuseum, früher „Puricelli-Schlösschen" genannt.

Karl Puricelli übernahm mit seinen Vettern den Familienkonzern in den letzten Jahrzehnten des 19. Jahrhunderts. Er erhielt zur damaligen Zeit eine Kapitalbeteiligung von 1,65 Millionen Goldmark, was etwa 50 Prozent des Konzernvermögens entsprach. Franziska Puricelli, die zwischen 1843 und 1848 in Mannheim am Institut der badischen Großherzogin Stephanie eine hervorragende Allgemeinbildung empfangen hatte, begann schon bald nach ihrer Heirat mit Karl Puricelli damit, Stiftungen zu tätigen und Kirchengemeinden des Kreises Stromberg, Simmern und Bad Kreuznach mit Geldbeträgen zu unterstützen.

Gewiss wird die einschneidende Erfahrung der schweren Tuberkulose ihrer

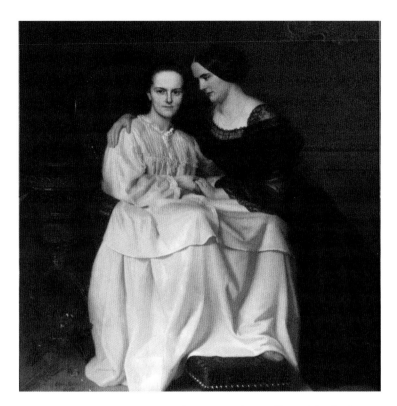

Franziska Puricelli besucht ihre kranke Schwester Eugenie. Ölgemälde in Rheinböllen.

jüngeren Schwester Jenny (Eugenie), die bereits mit 22 Jahren auf der Rheinböller Hütte starb, sie ermutigt haben, den Sinn ihres Lebens nicht allein in der Vermehrung und dem Genuss ihres großen Reichtums zu sehen. Nach dem letzten Willen von Eugenie Puricelli bildete das Erbteil den Grundstock des Waisenhauses in Rheinböllen. Franziska selbst spendete weitere Geldbeträge, um dieses Haus zu erneuern und ein Krankenhaus mit Kapelle samt Ausstattung zu errichten. Dreizehn Kirchengemeinden des Landkreises Bad Kreuznach verdanken ihren sorgenden Bemühungen Kirchenneubauten, Einrichtungen von Kirchen, Fenster, Kelche, Monstranzen und vieles mehr. Immer wieder stiftete sie den katholischen Gemeinden zu Feiertagen Geldbeträge, um alle Kinder dieser Gemeinden neu einzukleiden oder auf andere Weise zu unterstützen. In der Zeit des Kulturkampfes zwischen 1876 und 1882 finanzierte sie 19 Priester und erhielt auf diese Weise das Leben der katholischen Gemeinden in unserem Raum lebendig.

Über das eheliche Zusammenleben mit Karl Puricelli gibt es nur wenige Hinweise; es war wohl keine glückliche Ehe. Wir dürfen uns ihren Ehemann Karl als in gleicher Weise stiftungswillig, aber auch geschäftstüchtig und mit einem gewissen Schalk ausgestattet vorstellen. Dies illustrieren Geschichten, die über das vergangene Jahrhundert hinweg im Hunsrück erzählt werden und vor einigen Jahren von Schreinermeister Josef Lay aufgezeichnet wurden.

Zur Person von Franziska Puricelli

Franziska eiferte der heiligen Franziska von Rom in der Wohltätigkeit und Spendenbereitschaft nach. Sie war angesichts der Verelendung vieler Menschen durch die Industrialisierung besorgt und wollte im Kulturkampf der konfessionellen Engführung und der Bedrohung des katholischen Glaubens entgegenwirken. Franziska unterstützte manche Pfarrer und katholische Gemeinden in Abstimmung mit dem Bischof von Trier. Zu ihm hat sich über die Zeit eine Freundschaft entwickelt. So hat sie, wie manches andere Familienmitglied vor ihr, dem Trierer Domschatz kostbare Geschenke gemacht.

Durch die schwere Krankheit ihrer Schwester wurde sie aufmerksam, wie wichtig und lebensförderlich eine gute medizinische Versorgung für die Menschen ist. Die von ihr schließlich gewünschte Bestattung in der Krypta der Kapelle des von ihr gestifteten Waisenhauses Rheinböllen, das bis heute existiert, machen bis ans Grab Parallelen zur heiligen Franziska von Rom sichtbar. Die Bitte Franziska Puricellis an die Schwestern vom heiligen Karl Borromäus in Trier, die Krankenfürsorge im St. Franziska-Stift zu übernehmen, zeigt ihre Hochschätzung für diese Art christlichen Zeugnisses. Zudem hatten die Borromäerinnen bereits in Bad Kreuznach eine ambulante Krankenpflege und ein kleines Waisenhaus. Franziska Puricelli pflegte zusammen mit den Ordensschwestern von Dernbach ihre leibliche Schwester Eugenie bis zum Tod. Ferner war sie verantwortlich für ein großes Anwesen mit vielen Angestellten. Ihr Mann war häufig unterwegs, lebte für den Familienkonzern und für die Jagd in den ausgedehnten Wäldern. Regelmäßig kleidete sie arme Kinder vor Weihnachten auf ihre Kosten neu ein. Franziska Puricelli wollte mit dem St. Franziska-Krankenhaus (-Stift) armen und kranken Kindern eine fürsorgliche Pflege und christliche Aufnahme schenken. Sie wollte dem katholischen Zeugnis gelebter Caritas Zukunft geben und ihrer Heimat ein glaubwürdiges modernes Haus zur Pflege von Kranken bauen. Ihr Wunsch im Hinblick auf das Stift, „auch die Ausstattung soll schön und ansprechend sein und den modernsten Gesichtspunkten der Zeit Rechnung tragen", zeigt ihre Ähnlichkeit mit Franziska von Rom. Mit großem Einsatz sorgte Franziska Puricelli sich gleichermaßen wie Franziska von Rom um die Kranken. Franziska Puricelli war gebildet und wurde mit anderen Adligen erzogen. Sie suchte Gleichgesinnte und Verbündete für ihre Projekte. Sie war gläubig, religiös engagiert und ihre Stiftungen und Geschenke an die Gemeinden bezeugen ihren hohen Kunstverstand. Immer wieder versuchte sie, auf nationalem und internationalem Niveau das Beste zu finden. Ihre Familie verbrachte zusammen mit einem Architekten viele Monate in Deutschland, um die richtigen Vorbilder für „das Projekt Franziska-Stift" in Bad Kreuznach zu finden. Franziska Puricelli lebt in dem jetzt als Psychosomatische Fachklinik betriebenen Haus als Wohltäterin fort. Sie wollte ihrem Vorbild, der heiligen Franziska von Rom, ein Denkmal setzen.

Ersteigerung der Schiefergrube

Im Hunsrück und auch am Rhein gab es früher viele Schiefergruben. Schiefer war als Bedachung von Hausdächern, Giebelverkleidungen, Kirchendächern usw. sehr begehrt und wurde gut bezahlt. C. P., der durch seine rege Bautätigkeit großen Bedarf an Schiefer hatte, brachte in Erfahrung, dass eine guten Schiefer liefernde Grube bei Kaub versteigert werden sollte. C. P., der sich im täglichen Leben in nichts von den gewöhnlichen Leuten unterschied, fast immer seinen geliebten grünen Hut und Lodenmantel trug - beide Bekleidungsstücke wie auch der Träger derselben waren nicht mehr die Jüngsten - fuhr nun zu dieser Versteigerung.

In Bacharach ließ er die Kutsche warten und ließ sich in einem Nachen auf die andere Rheinseite übersetzen. Als er zu dem Versteigerungslokal kam, war die Versteigerung schon weit vorgeschritten. Weil bei brennender Kerze versteigert wurde (das heißt, so lange eine Kerze brannte), war diese schon im unteren Drittel. Die Angebote kamen, trotz der Anspornung durch den Versteigerer, sehr spärlich. C. P., einen Sack unter dem Arm tragend, setzte sich in die hintere Ecke und bestellte ein „Viertelchen" Schnaps.

Die feinen Herren in Schlips und Kragen nahmen keine Notiz von dem „gewöhnlichen Mann" im Hintergrund. Immer wieder versuchte der Auktionator den „Herren" ein höheres Gebot zu entlocken, aber meist vergeblich. Endlich kam doch noch ein höheres Gebot, und zwar von dem verspäteten Mann am hinteren Tisch. Alles drehte den Kopf nach dem neuen Bieter, der so gar nicht nach Geld aussah. Doch als letzter Bieter musste man ihm Gelegenheit geben.

Man fragte ihn, wer er sei und ob er auch die aufgebotene Steigerungssumme bezahlen könne. Ohne erklärende Worte nahm er seinen Sack, ging zum Versteigerungstisch, wo die Kerze das letzte flackernde Licht warf, rollte den Sack auseinander und ließ die blanken Taler auf den Tisch rollen. Die „Herren" bekamen vor Staunen den Mund nicht mehr zu. Nach einer Weile, als er das überzählige Geld wieder im Sack hatte, sagte er zu den staunenden Zuschauern: „Ich bin der Puricelli", und mit der Hand auf die Herren in Frack und Zylinder zeigend: „Ich honn meh' Geld als deer all zesamme."

Die angesteigerte Zeche war lange Jahre eine gute Erwerbsquelle. Viele Gebäude wurden mit dem Schiefer aus dem Kau-

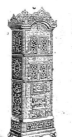
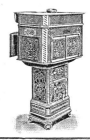
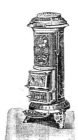
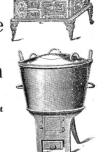
Teilansicht eines Firmenprospekte der Rheinböllerhütte.

ber Erbzechenstollen eingedeckt, unter anderen die Gebäude des Blindenheims in Bingen, Kirche und Pfarrhaus in Daxweiler sowie viele Häuser auf der Hütte und in Rheinböllen.

Carl Puricelli war unter anderem auch Mitglied im Gemeinderat von Daxweiler. Auf Grund seines Vermögens hatte er das doppelte Stimmrecht. So wurde einmal im Gemeinderat beraten, ob man die Dorfstraße, die sich in sehr schlechtem Zustand befand, mit dem teuren Basaltpflaster oder nur mit sandgebundenem Schotter, der natürlich um vieles billiger war, ausbauen sollte. Bei der Beratung gingen die Meinungen auseinander. P. war für die bessere, aber die Finanzkraft der Gemeinde übersteigende teuere Pflasterung. Bei der Abstimmung unterlag P. trotz seiner größer gewichteten Stimme. Wütend über seine Niederlage verließ er den Versammlungsort. Keine Gemeindesteuern werde er fortan mehr bezahlen, hörte man ihn noch brummen. Wenn nun die Steuerzettel der Gemeinde kamen, warf er sie gleich in den Ofen. Obwohl die Behörde einige Male mit Pfändung drohte, ließ er sich nicht erweichen.

Schließlich wurde der Gerichtsvollzieher beauftragt für den ausstehenden Betrag einen entsprechenden Gegenstand zu pfänden. Als der Beamte auf der Rheinböller Hütte vorstellig wurde, bot P. selbst seine Nobelkutsche samt Pferden an. Der „Pennemann" fragte ihn wiederholt, ob er es denn wirklich zur Pfändung und anschließenden Versteigerung kommen lassen wolle, denn es wäre doch für ihn ein Leichtes,

den ausstehenden Betrag zu zahlen. Eine öffentliche Versteigerung wäre doch blamabel für den „reichen Puricelli".

Er solle nur seiner Pflicht nachkommen und wenn er nicht mit der Pfändung bald anfange, komme er noch zu spät zu der in Stromberg angesetzten Versteigerung meinte P. „Du hoschd doch um drei Uhr in Strumberch die Versteicherung angesetzt! Mach, dass du fortkimmschd", waren seine Worte. Der Kutscherhannes hatte schon den gut im Futter stehenden Pferden das beste Geschirr angelegt und wartete auf dem Kutschbock sitzend auf die Abfahrt, obwohl sein verschmitzt lächelndes Gesicht überhaupt nicht zu der ernsten Situation passte.

Der Beamte wollte nun auch in der Kutsche Platz nehmen. Aber auf diesen Moment hatte P. gewartet. „Halt, mei Liewer! Welcher Paragraf erlaubt dir, dass das Pfandgut dich zur Versteigerung brengt? Meines Wissens iss es dei Aufgab, dass du das Pfandgut beförderschd. Geh wenigschdens hinnenoh unn bass uff, daß nix velar gehd." Wohl oder übel musste der Gerichtsvollzieher, im Volksmund „Hussje" genannt, die eineinhalb Stunden bis zur Amtsstadt zu Fuß hinter der Kutsche herlaufen. Dort angekommen war schon das halbe Städtchen voller Neugier auf dem Marktplatz versammelt. Eine Pfandversteigerung der Puricellis hatten sie doch noch nicht erlebt. Eilig wurde ein Podest herbeigeschafft. Noch ehe der Beamte sich den Schweiß abwischen und den ersten Aufruf tätigen konnte, machte der Kutscher-

hannes der zu erwartenden Gaudi ein Ende, indem er dem Gerichtsvollzieher ein Kuvert mit der geforderten Summe nebst Unkosten in die Hand drückte. Er ließ die neugierigen Leute zurücktreten, sprang auf seinen Kutschbock und fuhr mit schnalzender Zunge im flotten Galopp an den enttäuschten Gesichtern vorbei der Rheinböller Hütte zu. Bei einer der nächsten Gemeinderatssitzungen hatte Puricelli genügend Stimmen. Die Straße wurde gepflastert und die Mehrkosten bezahlte er aus seiner Tasche.

Darüber hinaus gründeten Carl und sein Bruder Eduard bereits 1851 einen Knappschaftsverein, um die Arbeiterschaft in den eigenen Industrieanlagen sozial abzusichern. Die Familie war sich ihrer sozialen Verantwortung sehr wohl bewusst.

Die Namenspatronin der Klinik
Franziska von Rom

Francesca romana, Gedenktag am 9. März, wurde 1384 in Rom geboren. Sie stammte aus dem Adelsgeschlecht de Buscis. Es war die Zeit der Residenz der Päpste in Avignon (1309-1417), Kriege, Hungersnöte und Seuchen hatten die Stadt Rom verödet.

Mit 13 Jahren wurde sie, längst vorher familiär versprochen, 1396 mit Lorenzo de Ponziani verheiratet. Die Familie wohnte im Palazzo Ponziani, unweit von Santa Cecilia in Trastevere. Sie war bis zu ihrem Tode vierzig Jahre lang Ehefrau und Mutter von mehreren Kindern, von sechs starben drei bereits im Kindesalter, nur Johannes überlebte die Eltern.

Franziska von Rom wurde vom Benediktiner Antonio di Monte Savello viele Jahrzehnte geistlich begleitet. Mitten in der Welt als Hausfrau und Mutter wollte sie ein glaubwürdiges christliches Zeugnis geben. Sie lebte persönlich äußerst anspruchslos. Sie nahm viele Kranke in ihr Haus auf und besuchte sie regelmäßig. Sehr bald wurde sie für ihre Güte und Freigebigkeit bekannt. Ihr Mann unterstützte ihre karitative Arbeit. Er war als Hauptbefehlshaber des Königs von Neapel im Gefecht durch einen Dolchstich schwerstverwundet worden, sie pflegte ihn monatelang und entgegen aller Erwartungen wurde er wieder gesund. Francesca betete als Hausfrau jeden Tag morgens und abends das Stundengebet und ging täglich

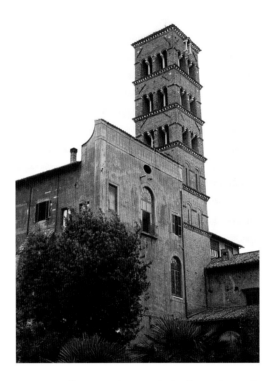

zur Messe. Sie hatte eine mystische Begnadung, die in Rom auf Bildern dargestellt ist.

Sie ging regelmäßig auch in weit entfernte Kirchen zum Gottesdienst, um so Bettler und Kranke zu treffen und zu versorgen. Ferner bettelte sie in anderen Stadtteilen um Brot für die Armen.

Aus einem Teil ihres Hauses machte sie ein Kranken-haus und kümmerte sich um die Pestkranken. Ihre hohe Kompetenz, vor allem auch bei Frauenleiden, führte dazu, dass sie schon zu Lebzeiten als Wundertäterin angesehen wurde.

1425 gründete sie zusammen mit anderen gleich gesinnten Frauen in Rom eine Vereinigung, die sich in Gebet, Fürsorge der Armen und Kranken ordensähnliche Satzungen gaben. 1433 schlossen sie sich zu einem gemeinsamen Leben zusammen.

Als Witwe übernahm Franziska schließlich die Leitung dieser Frauengemeinschaft (1436). Diese Vereinigung karitativ tätiger adliger Frauen wurde, nach der Regel der Benediktiner lebend, ein weiblicher Zweig des Olivetanerordens. Mit 56 Jahren starb sie 1440 im Kreise der von ihr ins Leben gerufenen Gemeinschaft.

Nach verschiedenen Quellen wurden diese Frauen „Collatinerinnen" genannt, eine Art dritter Orden ohne Klausur und ohne den Verzicht auf familiäre Rechte.

In Santa Maria Nuova, ganz in der Nähe des Forum Romanum, wird der Sarkophag mit den sterblichen Überresten der heiligen Franziska von Rom aufbewahrt nachdem Papst Paul V. sie 1638 heilig gesprochen hat.

100 Jahre St. Franzsika-Stift

Ulrich Laux

Die Gründung des St. Franziska-Stifts

Gegen Ende ihres Lebens sah Franziska Puricelli, dass die Ehe ihres einzigen Sohnes Heinrich ohne Kinder bleiben würde. Sie entschloss sich, den Großteil ihres Erbes zum Bau eines Kranken- und Erholungshauses in Bad Kreuznach zu geben. Da in Kreuznach das Viktoriastift unter Protektion der Kaiserin errichtet worden war, wollte sie dem eine ähnliche katholische Anstalt entgegensetzen. Doch die zunehmende Krankheit machte ihr die Ausführung unmöglich. Deshalb heißt es im Testament: „In Kreuznach hatte mein Vater selig für 80 000 Taler Hypotheken. Ich wünsche, dass Karl dort ein Krankenhaus für katholische Kinder baut, nach dem Muster des Viktoriastiftes. Ich denke mir Räume für ca. 100 Kinder, eine gedeckte Halle, schöne Schlafsäle, nicht zu groß, aber nach oben ventiliert, spezielle Räume für Augenkrankheiten, ein Isolierhaus für Diphtherie, überhaupt in hygieni-

scher Beziehung alles nach den neuesten und besten Erfindungen. Auch ein Operationszimmer darf nicht fehlen, ein Sprechzimmer für die Ärzte, ein Besucherzimmer, worin man Fremde empfängt. Es muss eine würdige Hauskapelle errichtet werden, gute Räume für die Schwestern, luftige Speisezimmer für die Kinder. Die Anstalt wird geleitet von Schwestern, und zwar von Borromäerinnen. Es soll das Haus diesseits gebaut werden, und zwar vor der Stadt an der Rüdesheimer Straße, denke ich. Ein großer Garten darf nicht fehlen, Feld für Gemüse etc. Ein Gärtner muss da sein, der zugleich Portier ist. Das Haus soll nicht allein zwecksprechend gebaut werden, sondern muss sich auch architektonisch schön präsentieren. Die Preise müssen sofort kreiert (will wohl heißen: festgelegt) werden, einige zu ermäßigtem Preis. Im Winter sollen die Schwestern eine Kleinkinder-Privatschule leiten, fleißig die ambulante Krankenpflege in der Stadt üben, sich um die Sakristei der Nikolauskirche

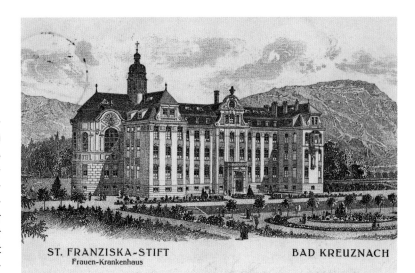

ST. FRANZISKA-STIFT
Frauen-Krankenhaus
BAD KREUZNACH

Bereits vor dem Bau des St. Franziska-Stiftes wurde mit dieser Zeichnung für das Krankenhaus geworben.

kümmern, wenn möglich einen Paramentenverein im Hause haben, die Kirchenwäsche flicken und instand halten."

Karl Puricelli übertrug diese ihm auferlegte Pflicht seinem in Kreuznach wohnenden Sohn Heinrich und wies ihm zur Erfüllung eine Summe von 500.000 Goldmark zu. Aus verschiedenen Gründen war der Bau des Hauses diesseits der Nahe an der Rüdesheimer Straße nicht möglich. Deshalb wurde beschlossen, auf der anderen Seite der Nahe, ebenfalls außerhalb der Stadt, eine passende Fläche zu erwerben. In nächster Nähe des Friedhofs wurden mehrere Ländereien erworben. Baumeister Strebet von Regensburg wurde mit der Ausarbeitung von Plänen betraut

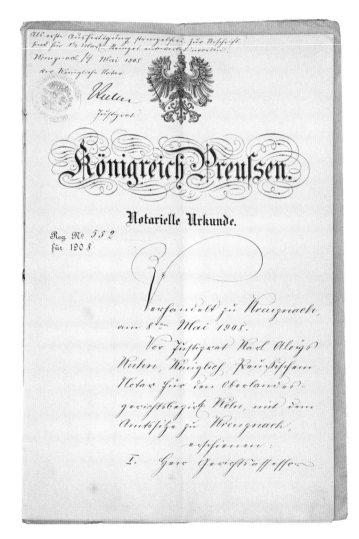

und er reiste zur Einsicht von verschiedenen Musteranstalten in Deutschland umher. Heinrich Puricelli starb überraschend am 19. Juli 1900. Seiner jungen Witwe und Erbin fiel die Aufgabe zu, dieses Werk weiterzuführen. Die Widerstände häuften sich. Der angekaufte Platz schien zu nahe am Friedhof zu liegen; für Kranke sei es nicht angenehm, immer auf den Friedhof sehen zu müssen. Daraufhin gab die junge Witwe den Auftrag, besser gelegene Ländereien aufzukaufen, was mit viel Mühe und großem Aufwand geschah. Dann wurde der inzwischen vollendete Bauplan nicht gebilligt. Er sei zwar sehr schön, aber viel zu luxuriös und umfangreich. Die Ausführung dieses Plans überschreite die zur Verfügung stehende Summe um das Doppelte. Schließlich aber tue in Bad Kreuznach nicht ein Krankenhaus für Kinder, sondern ein Krankenhaus für Frauen not. Die Ordensgemeinschaft der Borromäerinnen betreibe ja zudem ein kleines Waisenhaus, das St. Elisabethstift, in dem übrigens auch einige

Krankenzimmer waren, für die Männer sei das Haus der Brüder im St. Marienwörth - nur die katholischen Frauen seien nicht aufgehoben. Elisabeth Puricelli, die inzwischen mit Hermann Stöck aus Kreuznach eine weitere Ehe eingegangen war, wollte dem Bischof von Trier, Michael Felix Korum, die Stiftung übertragen. Dechant Sellen von Rheinböllen trug dem Bischof mit Zustimmung von Karl Puricelli die Sache vor. Bischof Felix Korum erklärte am 11. Juni 1906, er nehme die Stiftung an, behalte sich jedoch eine definitive Entscheidung nach Rücksprache mit seinen Räten vor. Er billigte die Umwandlung der Stiftung in ein Krankenhaus für katholische Frauen. Die weite Entfernung von Trier gestatte nicht, den Bau und die Einrichtung von dort aus zu leiten. Deshalb schlug er vor, die Einrichtung den katholischen Gemeinden von Bad Kreuznach zu übertragen und diese zu Eigentümern derselben zu machen. In einem Schreiben vom 16. Januar 1907 aus dem Bischöflichen Generalvikariat in Trier an Dechant Kirsch

in Bad Kreuznach heißt es: „Euer Hochwürden teilen wir mit, dass Herr Gutsbesitzer Hermann Stöck und Gemahlin dem Bischof von Trier ein Grundstück und 400.000 Goldmark – zu zahlen in vier jährlichen Raten – zum Bau eines Krankenhauses in Kreuznach zur Verfügung gestellt haben. Zur Förderung dieser Angelegenheit soll eine Kommission gebildet werden, welcher die beiden katholischen Pfarrer und drei weitere Herren angehören. Es wäre erwünscht, wenn ein tüchtiger katholischer Arzt und ein Bausachverständiger Mitglieder der Kommission würden. Sie wollen sich auch mit Herrn Stöck in Verbindung setzen, und wenn sie es für angezeigt erachten, zu einer Besprechung mit dem hochwürdigen Herrn Bischof hierher kommen. Für das Bischöfliche Generalvikariat in Trier, Reuss, Generalvikar."
Bereits am 20. Januar 1907 wurde eine Kommission gebildet. Neben dem Rittergutsbesitzer Hermann Stöck waren es Dechant Kirsch von St. Nikolaus und Pfarrer Echelmeier aus Heilig Kreuz, Amtsgerichtsrat von Broich als stellvertretender Vorsitzender des Kirchenvorstandes St. Nikolaus, und Herr Fischer, stellvertretender Vorsitzender des Kirchenvorstandes von Heilig Kreuz. Dr. Menne und Architekt Jakob Friedhofen

aus Koblenz-Lützel wurden der Kommission als Beiräte zugesellt. Architekt Friedhofen bearbeitete die vorgelegten Pläne, Dr. Menne entwarf Vorschläge für eine medizinische Einrichtung. Am 20. August 1907 starb Elisabeth Puricelli-Stöck.

So gab mit Schreiben vom 7. Januar 1908 Herr Stöck die Erklärung ab: „In Ausführung der von meiner verstorbenen Frau übernommenen Verpflichtungen beabsichtige ich, den beiden katholischen Kirchengemeinden St. Nikolaus und Heilig Kreuz die einen zusammenhängenden Bauplatz bildenden etwa zehn Morgen großen Grundstücke in der Gemarkung Kreuznach, Distrikt Unteres Schönfeld, mit den darauf befindlichen Baumaterialien zu schenken. Ferner verpflichte ich mich, die Summe von 400.000 Goldmark – in vier gleichen Raten zahlbar im Frühjahr 1907 / 1908 / 1909 / 1910 – zu zahlen.
An diese Schenkung knüpfe ich folgende Bedingungen:
1. Auf dem genannten Grundstück soll ein Krankenhaus für weibliche Personen errichtet werden.
2. Das Krankenhaus soll den Namen St.-Franziska-Krankenhaus erhalten und die Pflege soll durch die Borromäerinnen, die im hiesigen Elisabethenstift eine

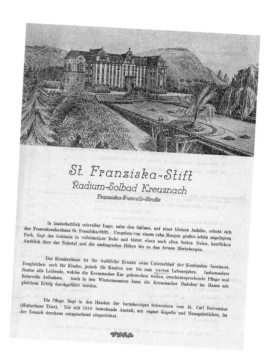

Niederlassung besitzen, ausgeübt werden.
3. Zur schlüsselfertigen Herstellung dieses Baus durch den von mir zu ernennenden Architekten dürfen nicht mehr als 250.000 Goldmark und für die innere Einrichtung nicht mehr als 50.000 Goldmark verwandt werden.
4. Der Rest von 100.000 Goldmark muss als Betriebskapital mündelsicher angelegt werden, kann aber später zur Erweiterung des Baues benutzt werden.
5. Die Art der Bauausführung und der Inneneinrichtung bleibt von meiner vorherigen Genehmigung abhängig."

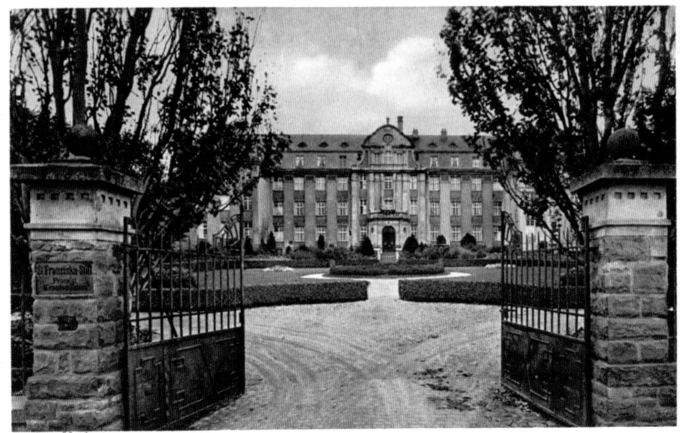

Auffahrt.

Vorderansicht des Krankenhauses 1922

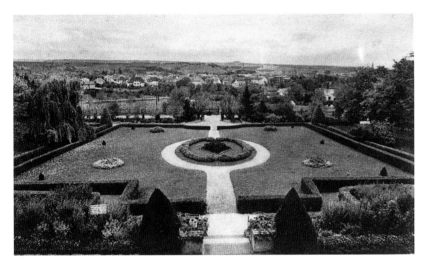

Die neu angelegte Parkanlage (vom Haupteingang aus gesehen), 1917.

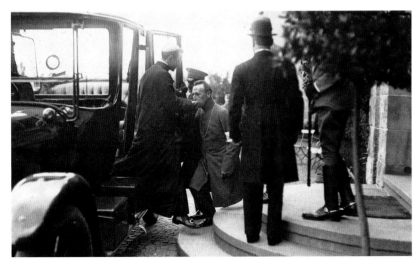

Begegnung des Nuntius E. Pacelli (Pius XII.), 1917 am Haupteingang des St. Franziska-Stiftes.

Ende Januar 1908 beschlossen die Kirchenvorstände und Gemeindevertretungen von St. Nikolaus und Heilig Kreuz die Annahme dieser Stiftung. Am 4. August 1909 wurde der Grundstein des Hauses gelegt. Im Oktober 1910 wurde beschlossen - um eine Verdoppelung des Namens gegenüber den Franziskanerbrüdern im Marienwörth zu vermeiden – das Krankenhaus im Titel zu ändern in „St. Franziska-Stift – Frauenkrankenhaus zu Kreuznach".

Im Dezember 1909 war das Richtfest in Aussicht genommen. Statt einer großen Feier gab es eine Weihnachtsdotation für alle Arbeiter: Jedem wurden fünf Mark geschenkt. Am Nachmittag des 8. November 1910 wurde die Klinik feierlich eröffnet. Ehrendomherr Dechant Sellen von Rheinböllen nahm als Freund der Familie Puricelli den Weiheakt unter Assistenz der beiden Pfarrer von Kreuznach vor. Es zogen neun Borromäerinnen ein, dazu sechs Dienstmädchen, ein Heizer und ein Laufbursche.

Der Beginn des Krankenhauses bis zum ersten Weltkrieg

Die ersten Jahre waren geprägt vom Arrondieren des Geländes und dem zunehmenden Krankenbetrieb. 1913 kaufte man einen Weinberg an. Am 30. September 1913 fand die erste Sitzung des neu gegründeten Kuratoriums für das Franziska-Stift statt, dem die Pfarrer von St. Nikolaus und Heilig Kreuz angehörten, dazu je zwei Herren aus den Kirchen-

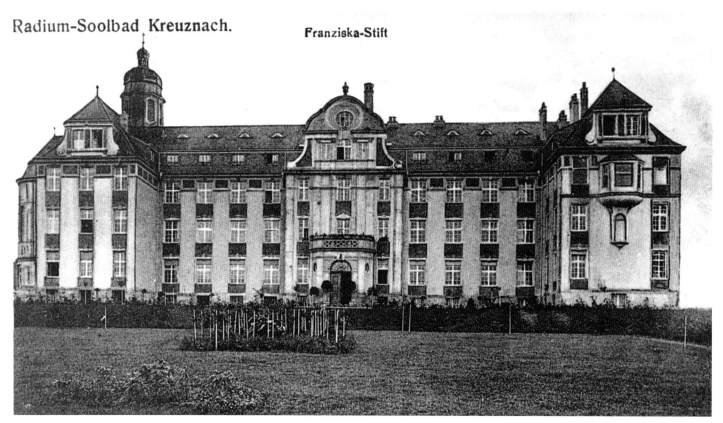

Radium-Soolbad Kreuznach.　　Franziska-Stift

*Älteste Abbildung des St. Franziska
Stiftes, Postkarte 1912.*

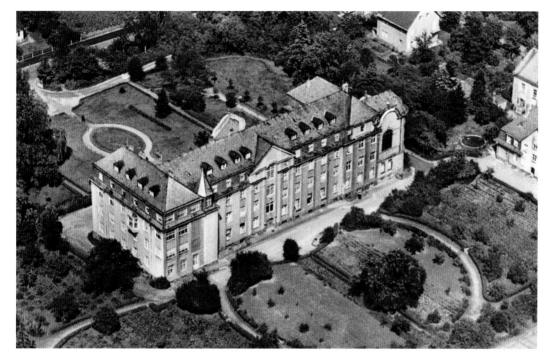

Luftbild von der Rückseite, um 1925.

öfter kamen Transporte Schwerkranker und verwundeter Soldaten. Vom 1. Februar 1917 an war in Bad Kreuznach das Große Hauptquartier. Generalfeldmarschall von Hindenburg und andere hohe Offiziere kamen immer wieder auch ins Franziska-Stift. Professor Dr. Dr. Berg, Feldgeistlicher des Großen Hauptquartiers, ermutigte zur weiteren Park-Anlage des Gartens und sorgte für die Durchführung einer festlichen Fronleichnamsprozession, die auch fotografisch dokumentiert ist.

Auch 1918 fand wieder eine Fronleichnamsfeier mit Prozession statt. In der Folge wurden abwechselnd im Garten des Brüderkrankenhauses St. Marienwörth und im Garten des Franziska-Stifts Fronleichnamsfeiern abgehalten (1922, 1924, 1926 usw.). Aus dieser Zeit stammt auch das weit herum bekannte Foto mit dem neu ernannten Nuntius Eugenio Pacelli (dem späteren Papst Pius XII) bei seinem Besuch in Bad Kreuznach. Er logierte im Franziska-Stift, um im großen Kriegshauptquartier geheime päpstliche Friedensgespräche zu organisieren. Fotos von der heiligen Messe bei den Kranken und im Eingang des Stifts zeugen davon.

Die Ordensschwestern versorgten die Kranken mit Gartenprodukten aus dem großen Nutzgartenteil des Hauses, sie verkauften den von ihnen erzeugten Wein, um den Erlös zu baulicher Unterhaltung und Erneuerung zu nutzen. 1918 wurden erste männliche Zivilpatienten erwähnt, dennoch blieb das Franziska-Stift ein reines Frauenkrankenhaus.

vorständen und Gemeindevertretungen der beiden Pfarreien. Der dienstälteste Pfarrer führte jeweils den Vorsitz. Den Schwestern vom hl. Karl Borromäus war die Leitung anvertraut. Neben der Versorgung der Kranken wurde der Garten und Park angelegt. Nutzgarten und Ziergarten dienten der Versorgung und der Schönheit des Hauses und um das Interesse weiterer Kurgäste zu

erreichen. Ein eigener Soleanschluss wurde vorgeschlagen und später auch angelegt.

Am 2. August 1914 brach der Erste Weltkrieg aus. Das Haus wurde Reservelazarett. Lediglich im oberen Stockwerk verblieben einige Zimmer für weibliche Kranke. 1916 wurde ein weiterer Weinberg in der Umgebung angekauft. Immer

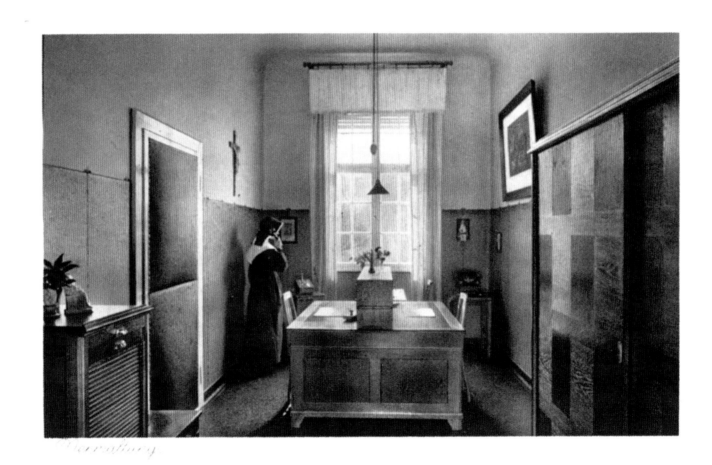

Foto aus dem Verwaltungsbereich um 1912.

Ein schwerer Dachstuhlbrand am 16. August 1920 machte die ökumenische Zusammenarbeit mit den Diakonissen der Kreuznacher Diakonieanstalten sichtbar. Sie nahmen zahlreiche Kranke auf, bis die schlimmsten Schäden beseitigt waren. Viele Menschen stifteten Geld, um die Zukunft des Hauses nach dem Brand zu sichern. Die Gebäudeversicherung (zu gering versichert), die Landesregierung sowie das Bistum Trier gaben Geld hinzu, sodass der Betrieb schon bald wieder auf altem Niveau funktionierte. Am 13. März 1921 wurde die völlige Wiederherstellung gefeiert. Das Kuratorium dankte allen öffentlich. 1922 wurde die Entbindungsstation eröffnet. Sie wurde in den kommenden Jahrzehnten zu einem Markenzeichen des Franziska-Stifts. Schritt für Schritt erweiterten die Schwestern, denen die Leitung und Bewirtschaftung zusammen mit dem Kuratorium oblag, das Anwesen in Ausstattung und Inventar. Darüber gibt die Chronik regelmäßig Auskunft. Im Schnitt waren die Kranken in Friedenszeiten etwa 20 Tage im Krankenhaus. Die verwundeten Soldaten blieben im Schnitt 42 Tage. Aus dieser Zeit ergaben sich zahlreiche Spenden für die Kapelle. Dankbare, wieder genesene Patienten, finanzierten Kelche, Messgewänder, Chormäntel und vieles mehr.

Unter den Schülerinnen der Krankenpflegeschule sowie in der Küche ergaben sich gute Kontakte und eine lebendige Gemeinschaft, sodass 1922/1923 vier Schwestern eintraten bei den Borromäerinnen, die vorher Schülerinnen im St. Franziska-Stift waren. Dies geschah auch später immer wieder.

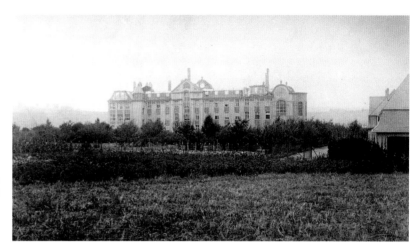

1920 – nach dem Brand vom Garten aus gesehen.

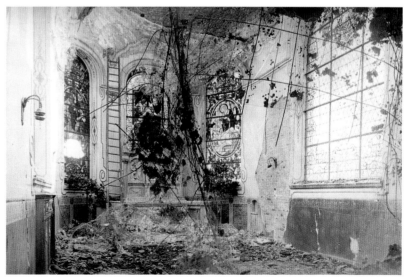

Innenraum der Kapelle nach dem Brand 1920.

Am 30. Januar 1923 brannte das Ökonomiegebäude ab. Die Stroh- und Heuballen ergaben ein lichterlohes Feuer. Die städtische Feuerwehr kam erst nach 45 Minuten. Das Vieh war rechtzeitig in Sicherheit gebracht worden. Hohes Lob verdienten die Franziskanerbrüder, die mit fünf jungen Leuten bis 23.00 Uhr bei wieder aufflackernden Bränden löschen halfen. An einen Neuaufbau war wegen der französischen Besatzung nicht zu denken. Alle Veränderungen waren verboten. Es war sogar verboten, die jungen Schwestern nach Trier zur Ablegung der ewigen Profess (Ordensgelübde) reisen zu lassen, sodass diese Feier zweimal in Bad Kreuznach stattfand. Bischof Dr. Franz-Rudolf Bornewasser war im September 1924 zur Kur im Franziska-Stift, seine Gallensteine mussten dann Anfang Oktober entfernt werden. In der Folge war der Patient lange Wochen hier in Bad Kreuznach, zunächst auf den Tod erkrankt, Pfarrer Kaspar Kranz von Hl.Kreuz hatte ihm am 24. November die Sterbesakramente gespendet, bis sich nach Wundrose und Entzündungsprozessen endlich Besserung einstellte. In dieser Zeit war der Bischof von Mainz hier im Haus zu Besuch, der Abt von Maria Laach und manch anderer. Am 23. Dezember verließ Bischof Bornewasser,

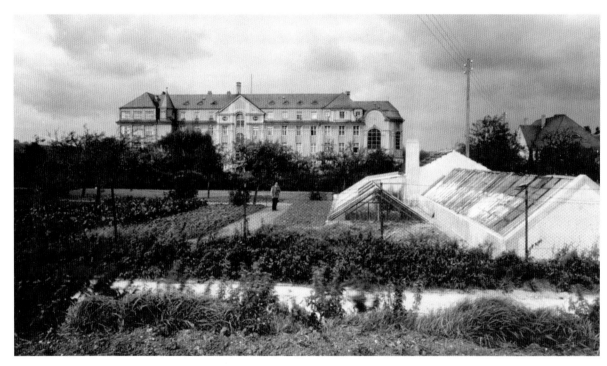

Blick auf das Krankenhaus vom Garten aus um 1922.

wieder genesen, das Franziska-Stift in Richtung Trier. 1926 sorgte Kapsar Kranz, Pfarrer in Heilig Kreuz, für einige sehr schöne barocke Möbel und eine lebensgroße Kreuzigungsgruppe, die er für das Franziska-Stift erwarb (sie befindet sich heute im Kloster Springiersbach). Es wurde die gesamte Elektroinstallation erneuert und alle Zimmer und Flure neu gestrichen. 1927 wurde die Heizung tei-

lerneuert, 1929 begann man mit der Installation von fließendem Wasser für die Krankenzimmer. Das Haus hatte einen eigenen Brunnen und einen direkten Soleanschluss, welcher der Kur diente. Dieser funktionierte auch noch nach dem zweiten Weltkrieg. 1928 durfte ein Gynäkologe mit niedergelassener Praxis im St. Franziska-Stift tätig werden. Zum ersten Oktober eröffnete die staatliche Krankenpflegeschule. Als Schulleitung fungierte eine jüngere, dynamische Ordensschwester. 1930 besuchten die Neupriester der Diözese Trier das Franziska-Stift, um eine moderne karitative Einrichtung kennen zu lernen. 1932 begannen erste wirtschaftliche Schwierigkeiten. Personal wurde entlassen, durch Mithilfe der Beratung der Solidarius-Treuhand Gesellschaft (Berlin) konnte ein positiver Jahresabschluss erreicht werden. 1933 wurde zum ersten Mal die Suppenküche erwähnt, bei der übers Jahr 11.250 Portionen Essen an Arme und Bedürftige kostenlos ausgeteilt wurden. 12 Typhuskranke wurden in einer Isolierstation gepflegt, in der Stadt starben mehrere Personen, im St. Franziska-Stift wurden alle wieder gesund. Am 8. November 1935 wurde das 25-jährige Bestehen wegen der politischen Verhältnisse in aller Stille gefeiert. Pfarrer Wessel zelebrierte ein Hochamt und dankte den Mitarbeiterinnen und Ärzten sowie den Schwestern für ihren großen Einsatz. Die Suppenküche verteilte in den Jahren 1934 - 1935 jährlich etwa 10.000 Portionen. Mit dem Ende des Jahres 1935 bricht die Chronik jäh ab und wird erst 1951 wieder aufgenommen. Am 8. Dezember 1935 starb Hermann Stöck, der Gönner und Zeit seines Lebens am Wohle des Hauses interessierte Ausführende der Stiftung.

Das St. Franziska-Stift zur Zeit des zweiten Weltkrieges

Im Zweiten Weltkrieg war das St. Franziska-Stift weiter in Betrieb als Krankenhaus. Die Krankenpflegeschule wurde offen gehalten, die staatliche Prüfung musste aber an Nazi-Krankenhäusern ab-

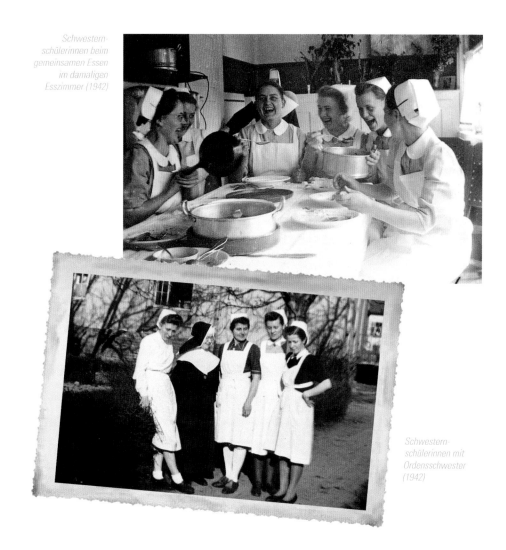

Schwestern-schülerinnen beim gemeinsamen Essen im damaligen Esszimmer (1942)

Schwestern-schülerinnen mit Ordensschwester (1942)

gelegt werden. Es wurde sehr schwer, den Pflegebetrieb und die medizinische Versorgung sicherzustellen. So sollten die Kranken, wenn irgend möglich, ihre Bettwäsche selbst mitbringen. Zahlreiche Fliegeralarme zwangen immer wieder dazu, die Kranken in die Keller des Hauses zu transportieren, die allerdings keine Luftschutzkeller waren. Der Hausmeister hatte eine große Holzkiste angefertigt, um die vielen Säuglinge rascher transportieren zu können. Die Bettchen blieben in den Zimmern. Kinder mussten bei Kerzenlicht entbunden werden, die Hebammen konnten nicht dabei sein. Dennoch kamen in den Kriegsjahren jährlich etwa 260 bis 350 Kinder im St. Franziska-Stift zur Welt.

Da das Haus nur einen Aufzug hatte, mussten alle gehfähigen Patientinnen selbstständig nach unten gehen, alle anderen wurden getragen. Der jeweilige Hausgeistliche spendete regelmäßig bei Bombenangriffen die Generalabsolution im nahenden Todesfalle. Es waren bange Stunden, im Keller auf die Entwarnung zu warten. Dann wurden alle wieder nach oben gebracht.

Augenzeuginnen aus dieser Zeit berichten dennoch, es „sei für sie persönlich die schönste Zeit ihres Lebens gewesen", denn die Versorgungslage war durch den Ertrag des großen Nutzgartens gut, zudem hatten die Schwestern zahlreiche Hilfskräfte aufgenommen, die mithalfen und mitlebten. So waren viele junge Frauen vor der Fabrikarbeit geschützt, die in den letzten Kriegsjahren verpflichtend wurde. Das ergab eine lebendige Gemeinschaft.

Im Jahre 1942 gab es zwei neue Krankenpflegeschülerinnen, Frau Schepers, geb. Stein, konnte ich persönlich befragen. Mit ihr war Frau Monika von Boch, aus dem Hause Villeroy & Boch in Mettlach, ebenso Krankenpflegeschülerin. Kontakte der Borromäerinnen, die in Mettlach ein kleines Krankenhaus leiteten, hatten dazu geführt. Die staatliche Prüfung wurde nach eineinhalb Jahren in Idar-Oberstein abgelegt, in dieser Zeit fühlten sich alle jungen Frauen, die miteinander bei den Schwestern lebten, trotz der dramatischen Umstände des Krieges in der Obhut und Fürsorge der Schwestern geborgen und gut aufgehoben. Die Ordensschwestern sorgten sich um den Stall mit Hühnern und Schweinen, den Obst- und Gemüsegarten und nutzten ihre vielfältigen Kontakte sehr fruchtbar, um alle gut über die Nöte des

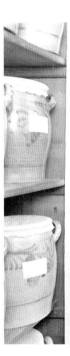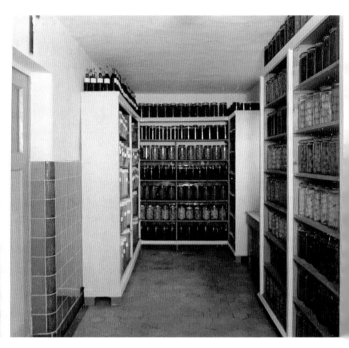

Gefüllte Vorratsschränke der 30er Jahre.

Krieges zu bringen. Es wurden auch vereinzelt Männer aufgenommen, nachdem die Franziskanerbrüder im St. Marienwörth Krankenhaus enteignet worden waren und dieses „Kreiskrankenhaus" unter Nazi-Leitung geworden war. Das große Kriegslazarett in Bad Kreuznach war das spätere amerikanische Krankenhaus nebenan.

An Weihnachten 1945 fielen zwei Bomben unmittelbar neben dem Stift, ein Trichter war vor dem Eingang im Park, ein weiterer im Garten unmittelbar hinter dem Haus sei lange sichtbar gewesen. Die

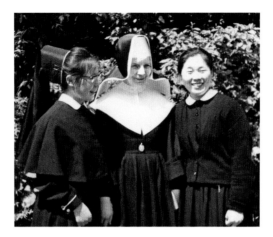

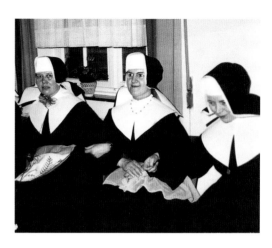

Figur des hl. Josef, die dort im Garten stand, hatte keinen Kopf mehr (Augenzeugin Frau Schepers). Dabei war das Haus mit rotem Kreuz auf dem Dach auch als Lazarett gekennzeichnet. Der Chefarzt Dr. Brogsitter, der mehrere Jahre im Feld als Lazarett-arzt tätig war, eher er wieder nach Bad Kreuznach zurückkehren konnte, wurde in dieser Zeit durch den leitenden Arzt der Kreuznacher Diakonie vertreten.

Die Schwestern organisierten allerdings viele Abläufe im Haus wie zu Friedenszeiten, sie feierten ihre Gottesdienste (tägliches Stundengebet sowie die heilige Messe), ebenso den Schulabschluss mit gereimter Zeitung oder die Fastnacht mit Verkleidungen und Spaß. Es war für die meisten jungen Menschen eine Oase inmitten aller Nöte und der Dramatik des Krieges. Man lebte zu fünft in eigenen Zimmern, arbeitete und feierte, litt und betete. Es musste Schul- und Verpflegungsgeld gezahlt werden, was den Schwestern zu einer kleinen Nebeneinnahme verhalf.

Das staatliche Abschlusszeugnis wurde in einem gebrauchten und gewendeten Briefumschlag überreicht, wovon ich mich persönlich überzeugen

konnte. Es kamen regelmäßig viele Kinder aus dem Ruhrgebiet zur Kur, dies war mit der Firma Krupp in Essen so verabredet. Die Kinder blieben mehrere Wochen und wurden dann mit dem Zug zurückgebracht. Dazu waren immer eine Kindergärtnerin und eine Schwester abgeordnet. Auch diese Initiative verhalf zu munterem Leben im Haus und zu weiteren Einkünften.

Nach Einschätzung der jetzt noch lebenden Zeitzeugin war es im St. Franziska-Stift ganz gut auszuhalten. Zudem gab es einige sehr kompetente Ordensschwestern, die mit Hingabe und persönlichem Einsatz lebten und arbeiteten. Einige Kreuznacher Frauen waren sehr beeindruckt von diesem glaubwürdigen Zeugnis katholischen Glaubens und traten nach dem Krieg ins Kloster der Borromäerinnen in Trier ein.

Die Zeit des Wiederaufbaus nach dem Krieg

Nachdem die Kriegsschäden beseitigt waren, kehrte der normale Krankenhausalltag wieder ein. Das Kuratorium beschloss Erneuerungen und Renovierungen. Im Jahre 1951 wurde der linke Teil des Dachgeschosses neu mit Zimmern ausgestattet. Dieser Teil wurde „Carlshöhe" genannt und sollte Wohnbereich der Mitarbeiter sein. Am 15. August 1953 starb Dr. Brogsitter, der viele Jahrzehnte dem Aufbau und der medizinischen Leistungsfähigkeit des St. Franziska-Stifts gedient hat. Am 26. September 1955 besuchte Bischof Dr. Mathias Wehr das Stift. Im gleichen Jahr nutzte dieser das Haus zu einer internen Besprechung mit dem Bischof von Speyer (10. November 1955). 1957 wurde der Schwestern-

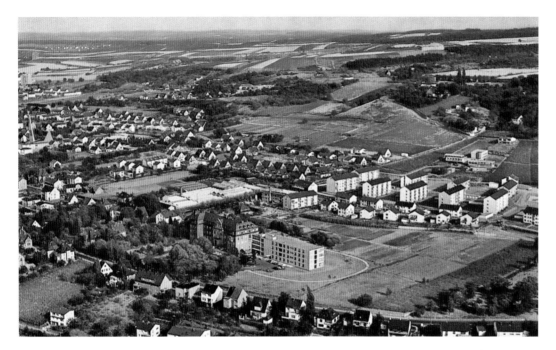

Luftaufnahme nach dem ersten Anbau (1962)

Geburten zusammen, bei denen er assistiert habe. Ähnlich war es dann bei Sr. Notburga Reinsch, die seit 1926 über 50 Jahre auf der Wöchnerinnenstation tätig war. Der Zeitungsbericht kam 1971 auf 27.000 Geburten in ihrer Zeit. Ihr wurde durch den Landrat das Bundesverdienstkreuz verliehen.

1962 wurde ein weiterer Bettentrakt auf drei Etagen mit je 30 Betten gebaut. Der Wirtschafts- und Versorgungsbereich wurde neu renoviert. 1970 wurde ein weiterer Anbau errichtet und als Wirtschaftstrakt modern ausgestattet. Mit der Eröffnung der Cafeteria ging dieser Bauteil in Betrieb.

Im Jahre 1970 wurde die Kinderfachabteilung wegen mangelnder Belegung aufgegeben. Ein neuer Chefarzt der Chirurgie, Dr. Karl Fischer, übernahm die Leitung. Ende 1970 wurde vom Orden dem Kuratorium die Kündigung zu einzelnen Leitungspositionen von Ordensschwestern ausgesprochen. Hier übernahmen weltliche Schwestern die Leitung.

Die Kapelle wurde nach den modernen Gesichtspunkten des Zweiten Vatikanischen Konzils umgestaltet. Den Hauptteil der Kosten trug die Diözese Trier, 14.000 DM wurden durch Spenden und Kollekten aufgebracht. Das Künstlerehepaar Kubach-Wilmsen hatte die Fenster und den Altar neu gestaltet.

Seit dem 01. Januar 1972 wurden auch Männer stationär aufgenommen. 1973 wurde das Waschhaus

gestellungsvertrag mit den Borromäerinnen neu gefasst. Immer wieder gab es neben den Ordensschwestern über Jahrzehnte gute Frauen, die sich ganz in den Dienst der Krankenpflege stellten und dem St. Franziska-Stift dienten: Einige wurden öffentlich geehrt, so Frl. Philipine Weidmann, die nach 50 Jahren mit dem Bundesverdienstkreuz am Bande gefeiert wurde (1964). Andere wollten eher im Hintergrund bleiben, hatten

aber ebenso ihr ganzes Berufsleben und auch weit darüber hinaus viel miteinander erlebt, gefeiert und erlitten.

Auch manches Erbteil ging an das Kuratorium des St. Franziska-Stifts, in Dankbarkeit für die dort geleistete Arbeit und die gute Gemeinschaft mit den Schwestern. Dr. Albers, ein langjährig tätiger Gynäkologe und Chefarzt (1945 - 1975), addierte am Ende seiner Tätigkeit 17.000

in ein Personalwohnheim umgebaut, ebenso wurde der Garten unter großem Engagement einzelner Ordensschwestern neu angelegt. Am 22. Mai 1854 waren die ersten Borromäerinnen nach Bad Kreuznach gekommen – zum 120-jährigen Jubiläum wollte man 1974 eher im kleinen Kreis feiern. Einen Dankgottesdienst mit Herrn Regionaldekan Wagner, Dechant Lorang und Pfarrer Josef Dissemond mit sich anschließendem Frühstück im Haus vermerkte die Chronik. Als Geschenk wollten die Pfarreien der Stadt allen Schwestern die Romreise anlässlich des heiligen Jahres 1975 finanzieren. Dies wurde dann 1975 auch für neun Ordensschwestern Wirklichkeit. 1976 wurde für die Kapelle eine neue Orgel angeschafft, ermöglicht durch die große Spende zweier im Hause lebender Rentnerinnen.

Das Kuratorium wechselte mit dem Tod von Dechant Lorang und dem neuen Pfarrer von Heilig Kreuz zu Gerd Rupp. 1978/1979 wurde auf den Stationen weiter renoviert, mit dem Einbau von Nasszellen wurde der modernen Welt Rechnung getragen. Gleichzeitig musste die HNO-Abteilung aufgelöst werden. Mit dem Beginn der 80er Jahre konnte man zwischen den Zeilen der Chronik lesen, dass die Arbeit mühsamer wurde und alle zum Sparen aufgerufen wurden. Am 4. Juni 1982 besuchte Weihbischof Leo Schwarz das Haus mit Gesprächen bei den Schwestern und der Leitung.

1983 war es der neue Trierer Bischof Dr. Hermann Josef Spital, der dem St. Franziska-Stift einen Be-

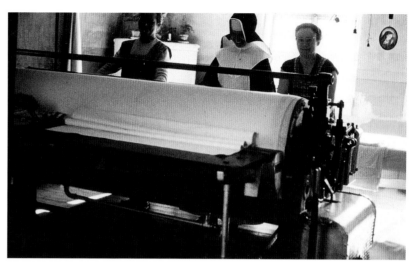

Wäschemangel im „weißen Haus" (1963)

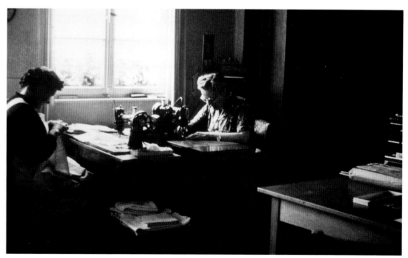

Nähzimmer (1963)

such abstattete. Im Mai des gleichen Jahres musste in einer Presseerklärung richtig gestellt werden, dass das St. Franziska-Stift kein Altenheim sei, sondern auch weiter als Krankenhaus mit einer inneren Abteilung geführt würde.

1984 verabschiedete sich der langjährige Verwaltungsleiter Kesternich, der seit 1969 in der Nachfolge der Ordensschwestern die Verwaltungsleitung übernommen hatte. 1984 wurde es weiter schwieriger um die Lage des Krankenhauses. 1985 endete die Chronik der Borromäerinnen. Zum 1. Juli 1985 blieb die Innere Fachabteilung übrig, die Chirurgie sowie Gynäkologie und der OP wurden aufgelöst. Es wurde ein neuer Prospekt zum 75-jährigem Bestehen aufgelegt (75 Jahre St. Franziska-Stift – das Krankenhaus im Grünen). 1986 musste die Anzahl der Betten weiter reduziert werden. Widerstand gegen eine Auflösung dieses traditionsreichen Hauses formierte sich. Das Kuratorium aus Honoratioren und Pfarrern gab sich kämpferisch. 1987 gab der neue Chefarzt Dr. Arras eine Presseerklärung ab, in der er sich sehr deutlich gegen eine mögliche baldige Schließung und für innovative Weiterentwicklungen aussprach. Demonstrationen und 27.000 Unterschriften

wurden dem Ministerium in Mainz und dem Bischof in Trier überreicht. Dies zeugte von der Beliebtheit dieses Hauses im Bewusstsein der Bevölkerung.

Unterschriftenlisten, Demonstrationen sowie Leserbriefe in den Zeitungen, auch Predigten und Stellungnahmen von Pfarrern in Bad Kreuznach änderten nichts an der Tatsache, dass das Haus aus dem Krankenhausbedarfsplan des Landes Rheinland-Pfalz herausgenommen wurde. Damit endete eine sehr engagierte und segensreiche Zusammenarbeit mit der Ordensgemeinschaft der Borromäerinnen, die am 30. September 1989 Bad Kreuznach verließen. Das Haus schloss seine Türen als Krankenhaus.

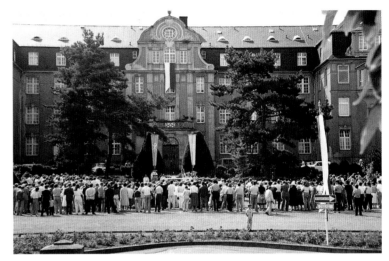

1985 feiert das St. Franziska-Stift sein 75-jähriges Jubiläum.

Verabschiedung des Verwaltungsleiters H. Kesternich durch Herrn Eilers (1984)

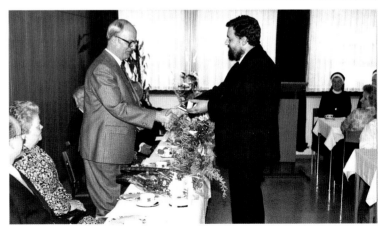

Psychosomatische Fachklinik

Der ctt e.V. in Trier schloss rückwirkend zum Jahre 1988 einen Pachtvertrag mit den Kirchengemeinden. Die Klinik sollte umgebaut und modernisiert und mit neuem Konzept und Profil wieder eröffnet werden. 36 Millionen DM wurden investiert, um das Anwesen mit einem weiteren Anbau zu versehen und grundlegend zu modernisieren. Der ctt e.V. sollte die Geschäftsführung besorgen. Einzelne Mitarbeiter/ innen des alten Krankenhauses wurden übernommen und weiterbeschäftigt.

Die Psychosomatische Fachklinik mit einem innovativen Konzept, erarbeitet von Prof. Dr. Dr. U. Koch aus Hamburg und Prof. Dr. H. Rüddel, startete als 180-Betten-Haus am 15. Oktober 1991. Dabei wird die Aufteilung in tiefenpsychologisch arbeitende Stationen unter demselben Dach mit einer verhaltenstherapeutisch arbeitenden Abteilung als besonders zukunftsträchtig angesehen. Eine gemeinsame Aufnahmestation sicherte die jeweils „passende" Zuweisung des Patienten. Als innovativ wurde auch eine systematische Evaluationsforschung etabliert. Da auch weiterhin etwa 75 % der Patienten Frauen sind, ist der ursprüngliche Stiftungsgedanke erhalten und weitergetragen worden. Das Haus hat eine grundlegende Umgestaltung erfahren, mit Schwimmbad und Bäderabteilung modernen Therapiemöglichkeiten Rechnung getragen. Es wirkt nicht mehr wie ein Krankenhaus, Eingang und Zuwege sind neu gestaltet und verlegt worden. Gruppen-

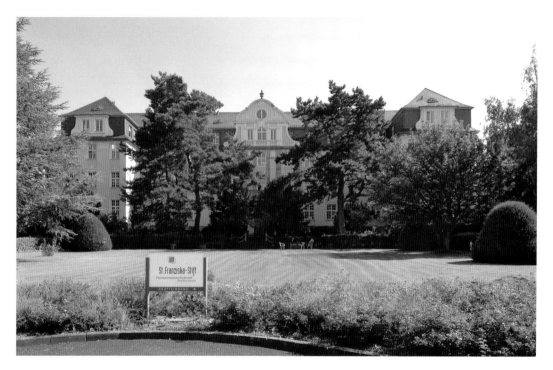

Vorderseite der Klinik (2008)

räume und Arbeitszimmer sowie eine ganze Anzahl von Doppelzimmern und Einzelzimmern werden neu und modern umgestaltet. Der Park mit viel Garten- und Grünflächenanlagen dient der Erholung der Patientinnen und Patienten. Er ist teilweise umweltgerecht gepflegt und wirkt leicht verwildert. Der Nutzgarten existiert nicht mehr. Rehe und Hasen sind regelmäßig zu Gast. Hin und wieder besuchen sogar Wildschweine das Gelände. Die beiden Kirchengemeinden St. Nikolaus und Hl. Kreuz wurden 2008 mit anderen Gemeinden zusammengelegt zu einer großen Kirchengemeinde Heilig Kreuz Bad Kreuznach. Diese besitzt auch weiterhin das St. Franziska-Stift. Der ctt e.V. heißt jetzt cusanus trägergesellschaft trier mbH und betreibt die Psychosomatische Fachklinik.

Seelsorgearbeit im St. Franziska-Stift von den Anfängen bis heute

Ulrich Laux

Ordensschwestern prägen das Krankenhaus als betende Gemeinschaft im Haus.

Der Entschluss Franziska Puricellis, Ordensschwestern nach Bad Kreuznach in das neue Krankenhaus zu erbitten, entsprang sicher ihrer guten Erfahrung mit den Dernbacher Schwestern bei der Pflege ihrer Schwester Jenny in Rheinböllen. Zudem waren bereits Schwestern vom heiligen Karl Borromäus in Bad Kreuznach im Elisabethenstift tätig.

Mit den Ordensschwestern kam kompetentes Wissen über die Führung eines Krankenhauses zusammen mit einer christlichen Lebens- und Feierkultur, die entscheidend das Haus geprägt hat. Gleichzeitig wurde eine seelsorgliche Begleitung der Schwestern von der Diözese aus zugesichert. Der erste Rektor der Schwestern des St. Franziska-Stifts war zur Eröffnung am 9. November 1910 Pfr. Steffes. Mit diesem Tag begann der tägliche Gottesdienst in der Kapelle.

Dabei muss man sich den Tagesablauf der Ordensschwestern vergegenwärtigen, denn neben der täglichen heiligen Messe wurden die Gebetszeiten immer in der Kapelle gefeiert. So wurde am Morgen die Laudes, am Abend die Vesper gesungen und gebetet.

1910 waren sieben Ordensschwestern in das Haus eingezogen, die als Teilnehmerinnen neben Personen von außen oder aus den im Haus wohnenden Mitarbeitern den Gottesdienst mitfeierten.

Die gottesdienstliche Ordnung glich in vielen Einzelheiten der Ordnung des Mutterhauses in Trier. Im Jahre 1912 hatte das bischöfliche Generalvikariat die Erlaubnis erteilt, dass die gleichen gottesdienstlichen Privilegien auch für das St. Franziska-Stift in Bad Kreuznach Geltung haben dürfen.

Das ergab eine ganze Fülle gottesdienstlicher Feiern, zudem besondere Gedenktage, mehrstündige Gebetszeiten, Andachten und kirchliche Hochfeste (Hl. Josef, Maria Magdalena, Karl Borromäus, Hl. Familie…).

Zeitweise wohnten mehrere Geistliche im St. Franziska-Stift, einer als Rektor tätig, andere als Kurgast die Erholung im Hause suchend. Den Ordensschwestern wurden monatlich Einkehrtage mit entsprechenden Vorträgen gehalten. Oft kamen dazu die Jesuiten von außerhalb (Mainz, Frankfurt). Zum Beispiel wurde 1950 neben dem Hausgeistlichen der Ordinarius der Schwestern erwähnt, ein erfahrener Seelsorger aus dem Umkreis, zudem ein Extra-Ordinarius, der Pfarrer im Umland in einem anderen Dekanat war. So konnten die Schwestern ihren Beichtvater auswählen. Pater Dr. Heinrich von Schönfeld SJ kam als monatlicher vortragender Jesuit aus Frankfurt zum Einkehrtag.

Aus den ersten Jahren wurde der Suizid des depressiven Seelsorgers Kaplan Peter Gries in der Chronik als besonders tragisch vermerkt. Er ging in die Nahe. Danach übernahmen zunächst Ordensgeistliche die Seelsorge.

Das St. Franziska-Stift als Ort der Begegnung

Im Ersten Weltkrieg wurde der Feldgeistliche Prof. Dr. Dr. Berg zum besonderen Gönner des Hauses. Er wohnte im St. Franziska-Stift. Auf seinen Einfluss hin begann die Tradition der Fronleichnamsfeiern im Park des Krankenhauses 1917. Zudem sorgte er für eine ausgedehnte Verschönerung des Gartens. Viele

Offiziere kurierten im St. Franziska-Stift ihre Kriegs-
verletzungen aus. Zahlreiche Besuche von Geistlichen ließen das St. Franziska-Stift bekannt werden.

Der Aufenthalt von Erzbischof Dr. Franz Rudolf Bornewasser 1924 (September – Dezember) und weitere
Besuche der Trierer Bischöfe auch zum Zwecke von
Besprechungen mit anderen benachbarten Bischö-
fen von Speyer, Mainz usw. machten die Gast-
freundschaft und Fürsorge der Schwestern mit ihrem
jeweiligen Seelsorger publik. Neupriester besuchten
das Haus als beispielhafte Einrichtung der Caritas.

Krankenhausseelsorge

Die ordentliche Krankenhaus-Seelsorge bestand in
der Hauptsache im Feiern der täglichen Gottesdienste, dem Besuch der Patientinnen auf den Zimmern,
der Spendung der Sakramente der Taufe, der Beich-
te, der Krankensalbung (früher letzte Ölung genannt)
und der Vorbereitung Einzelner bei ihrer Konversion
oder auf dem Weg der Eingliederung in die Kirche.
Gewiss gab es einzelne Trauungen in der schönen
Kapelle. Die Vorträge vor den Schwestern hielten
oft Jesuiten, Beichten nahmen externe erfahrene
Seelsorger ab. Das Sakrament der Taufe wurde bis
in die 70er Jahre unmittelbar nach der Geburt gespendet, in der Regel am dritten bis siebten Tag und
vor der Entlassung der Mutter und ihres Kindes aus
dem Krankenhaus. So sind sehr viele Kinder in der

Gottesdienstprogramm 1912

täglich

5.00 Uhr	Betrachtung, Prim, Terz
6.00 Uhr	heilige Messe
14.00 Uhr	Vesper und Komplet, Betrachtung
17.00 Uhr	Matutin und Laudes
20.15 Uhr	Abendgebet

sonntags

7.00 Uhr	Hochamt

Gottesdienstprogramm 1985

Montag bis Freitag

6.00 Uhr	Laudes
6.30 Uhr	heilige Messe
12.00 Uhr	Mittagsgebet
18.00 Uhr	Vesper
20.15 Uhr	Abendgebet
19.00 Uhr	Vorabendmesse

sonntags

9.00 Uhr	Hochamt

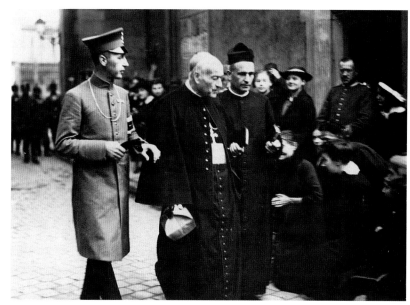

*Dr. Dr. Berg mit
Bischof Korum und
Pfarrer Mergen an der
St. Nikolauskirche,
Bad Kreuznach.*

1910 – 1911	Rektor Steffes
1911 – 1913	Kpl. Peter Gries + in Bad Kreuznach
1913 – 1914	Pater Graß SJ
1914 – 1918	Pater Sträßele SJ
1918 – 1920	Kpl. Johann Leimet
1920 – 1922	Kpl. Spengler
1922 – 1923	Kpl. Reinhold Spartz
1923	Kaplan Peter Michels
1923 – 1927	Kpl. Eduard Schäfer, zeitweise durch Oblatenpatres vertreten wegen 6 Monaten Sanatoriumsaufenthalt
1927 – 1928	Kpl. Wilhelm Fuchs
1928 – 1939	Pfr. Dominik Nikolaus Sausy
1939 – 1944	Kpl. Peter Schnepp
1944 – 1946	Kpl. Heckel
1946 – 1950	verwaltet von St. Nikolaus und Hl. Kreuz mit den jeweiligen Pfarrern und Kaplänen
1947	zeitweise Pater Kugelmeier SJ
1949	Kpl. Goer von St. Nikolaus
1950 – 1951	Kpl. Dr. Spang
1951 – 1957	Pfr.i.R. Josef Münch
1957 – 1958	Pater E. Schumann MSC
1958 – 1961	Pater Josef Rörig OMI
1961 – 1963	Pfr. Johannes Himmrich
1962 – 1974	Pater Antonius Staudt OMI (am 07.08.1974 im Hause verstorben, beerdigt auf dem Rochusberg bei Bingen)
1975 – 1980	Studiendirektor Peter-Karl Kiefer (nebenamtlich)
1980 – 1981	Pater Patrik Mansfield SVD, St. Augustin, ansonsten Pfarrer der Stadt Bad Kreuznach mit ihren Kaplänen
1981 – 1988	Pater Dr. Dionysius Glehn
1988 – 1989	Pfr. Franz-Josef Robert (nebenamtlich)
1991 – 1993	Pfr. Ulrich Laux (Hl. Kreuz) mit Frau Miller (nebenamtlich)
1993 – 1996	Pfr. Lutz Schultz mit einem Seelsorgeteam
1996 – 1999	R. Ackermann, dienstlich Dechant U. Laux zugeordnet
Seit 1999	Pfarrer Ulrich Laux mit Carmen Mohr

Kapelle des St. Franziska-Stifts, manchmal nicht im Beisein der Mutter, getauft worden. Dabei brauchte es immer einen zuständigen Seelsorger im Haus. In Ferien oder bei Abwesenheit des Hausgeistlichen wurden auch andere Geistliche zur Taufe gebeten.

Pater Alfred Delp SJ taufte am 25. Juli 1937 ein Kind. Er wird zu diesem Zeitpunkt zu einem Monatsvortrag bei den Schwestern gewesen sein. Ebenso wurden Pater Dr. Brockmüller SJ, Pater Dr. Kugelmeier SJ, sowie Pater Dr. von Schönfeld SJ und viele andere genannt. Die jeweiligen Pfarrer der Pfarreien Hl. Kreuz und St. Nikolaus mit ihren Kaplänen tauften häufig in der Kapelle des St. Franziska-Stifts, wenn der Rektor des Hauses nicht anwesend war oder Familien dies wünschten. Bei schwierigen Geburten spendete auch Sr. Notburga Reinisch von der Wöchnerinnenstation hin und wieder die so genannte Nottaufe unmittelbar nach der Geburt. Im zweiten Weltkrieg während der Bombenalarme wurden alle Patienten/innen in den Keller gebracht. Der Hausgeistliche stand den Menschen bei, erteilte die Generalabsolution und spendete die Kommunion.

Viele Neupriester aus dem Raum Bad Kreuznach und Umgebung zelebrierten bei den Schwestern im Konvent und tauften ebenso ihre Angehörigen, so werden die Neupriester Stein, Rith, Stertenbrink, Gerharz, Löscher, genannt.

Nur recht wenige außergewöhnliche seelsorgliche Vorgänge wurden in der Chronik vermerkt, so gab es einen ausführlichen Bericht über die Konversion einer jungen 22-jährigen französisch sprechenden Marokkanerin, Frau eines mohammedanischen Sergeanten der afrikanischen Besatzungstruppe, die im Sommer des Jahres 1922 im St. Franziska-Stift war. Zunächst bat sie immer wieder die Ordens-

Gottesdienste
im Krankenhaus

schwestern, sie mögen doch mit ihr am Abend beten. Nach einer längeren Einführung in den Glauben konvertierte sie 8 Tage vor ihrem Tod zum katholischen Glauben und sah dem baldigen Ende ihres Lebens mit glaubensfroher Zuversicht entgegen. Sie sprach freitags bei ihrer Erstkommunion davon, am Sonntag bei Gott im Himmel zu sein und starb am Samstagmittag gottergeben, nachdem ihr der Rektor die Krankensakramente gebracht hatte.

Ihr Mann bestattete sie nach islamischem Brauch einen Tag nach dem Tod auf dem „Franzosenfriedhof" in Bad Kreuznach nach islamischem Ritus unter Anwesenheit vieler Mitarbeiterinnen des Hauses. Die Chronistin vermerkt den genauen Hergang der Riten inclusive des Totenmahles am Grab mit Feigen und anderen Früchten.

Zu den kirchlichen Festtagen gab es eigene Festgottesdienste im St. Franziska-Stift, die gut besucht

Innenraum der Kapelle mit den alten Fenstern vor dem Brand 1920.

waren und eine ganze Reihe Menschen, auch von außerhalb Bad Kreuznachs, anzogen. Sehr beliebt war bei den Jungen das Ministrieren bei der heiligen Messe in aller Frühe, es wird erzählt, auch wegen des reichhaltigen anschließenden Frühstücks und der fürsorglichen Großzügigkeit der Schwestern.

Zudem musste man bei dem Hausgeistlichen nicht vor der Messe beichten, wie es bei Pfr. Bauseler von Heilig Kreuz zeitweise verpflichtend gewesen sei, so ein Zeitzeuge.

Zu besonderen Festen des Hauses wurden die Geistlichen der Stadt eingeladen. In der Regel musste der erste Vorsitzende des Kuratoriums, der jeweilige

Fronleichnams-prozessionen 1917.

dienstälteste Pfarrer am Ort, dann den Gottesdienst mit Festansprache halten.

Am 8. November 1935 feierte Pfr. Wessel von St. Nikolaus den Festgottesdienst zum 25-jährigen Bestehen des St. Franziska-Stifts.

Bei Ehrungen oder Verabschiedungen von verdienten Mitarbeitern/innen sowie auch bei Beerdigungen von langjährigen Angestellten gab es eigene Festgottesdienste in der Kapelle.

Zwischen 1961 bis zum Erstbezug des

Pfarrhauses und der Gründung der Pfarrei St. Wolfgang 1963 wohnte Pfr. Johannes Himmrich im St. Franziska-Stift und half auch dort in der Seelsorge mit.

1970/1971 wurde die Kapelle grundlegend umgestaltet und den mit dem Zweiten Vatikanischen Konzil einhergehenden Veränderungen angepasst. Neue Fenster der Künstler Kubach und Wilmsen zur Thematik „Natur und Gnade" wurden der Öffentlichkeit vorgestellt. „Der Mensch findet zur wahren Lebensreife nur durch das Wirken der göttlichen Gnade, wobei dieses Wirken

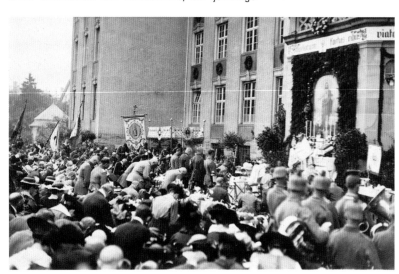

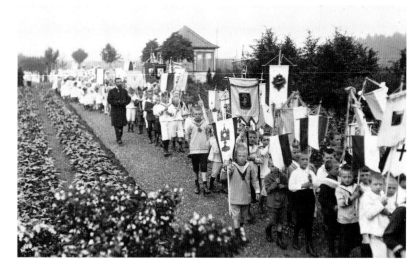

Gottes die natürlichen Kräfte des Menschen voraussetzt und zur Entfaltung und Vollendung in Christus führt", beschreibt ein Krankenhausprospekt diese Raumwirkung (1985 – „75 Jahre Krankenhaus im Grünen").

Am 6. Juni 1971 wurde anlässlich der Bundesverdienstkreuzverleihung an Sr. Notburga Reinisch von Dechant Lorang das Hochamt in Anwesenheit des Landrats wie des Oberbürgermeisters zelebriert. Die Kapelle des St. Franziska-Stifts in der neuen renovierten Fassung wurde am 29. September 1971 um 19.30 Uhr durch Dechant Lorang mit Pater Staudt eingesegnet.

Am 22. Mai 1974 feierte der damalige Regionaldekan Christian Wagner zusammen mit den Pfarrern Dechant Josef Lorang und Pfr. Josef Dissemond und weiteren Gästen 120 Jahre Tätigkeit der Borromäerinnen in Bad Kreuznach in der Kapelle des St. Franziska-Stifts mit einem Dankhochamt.

1975 wurde zum ersten Mal mit Studiendirektor Peter-Karl Kiefer kein eigener Hausgeistlicher mehr ernannt. Dieser feierte den Gottesdienst täglich mit den Schwestern im Haus, war aber im Hauptarbeitsgebiet Religionslehrer und Studienseminarleiter in Bad Kreuznach.

Am 10. Oktober 1976 wurde die neue Orgel durch Pastor Heinz Brubach von St. Nikolaus und Studiendirektor Kiefer eingesegnet.

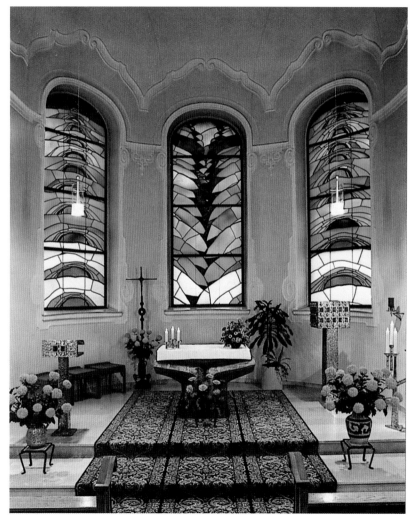

Die neu renovierte Kapelle 1970/71 mit den Fenstern sowie Altar, Tabernakel und Ambo.

Im Oktober 1981 zog der pensionierte Oberstudiendirektor Salvatorianerpater Dr. Dionysius Glehn aus dem Kloster Steinfeld ins St. Franziska-Stift und wurde Rektor dort.

Immer wieder besuchten die Bischöfe anlässlich ihrer Visitationsreisen in Bad Kreuznach auch das St. Franziska-Stift. Genannt wurden in der Chronik Erzbischof Dr. Fr. Rudolf Bornewasser, Weihbischof Antonius Mönch, Weihbischof Dr. Stein, Bischof Dr. Mathias Wehr, Weihbischof Carl Schmidt, Weihbischof Dr. Kleinermeilert, Weihbischof Leo Schwarz. 1983 besuchte Bischof Dr. Hermann-Josef Spital das Haus. Dies war der letzte Besuch des Trierer Bischofs in der Zeit des Krankenhauses. 1988 wurde Pater Dionysius in den Ruhestand verabschiedet.

Pfr. Franz-Josef Robert, der im Altenheim St. Josef wohnte, übernahm vorübergehend den seelsorglichen Dienst zusammen mit seinem Auftrag für das Altenheim St. Josef bis zur Schließung des Hauses als Krankenhaus am Ende des Jahres 1989.

Seelsorge in der Psychosomatischen Fachklinik

Nach der Neuausrichtung des Krankenhauses als Psychosomatische Fachklinik wurde in den ersten Jahren der 90er auch eine Neuausrichtung der Seelsorge gesucht. Bischof Dr. H. J. Spital erhoffte sich von der systematischen Evaluationsforschung Anwendungsmöglichkeiten für die Evaluation in der Seelsorgearbeit und er strebte eine Verbindung von Seelsorge und Psychotherapie an. Über mehrere Jahre wurden unterschiedliche Modelle erprobt.

Mit der Wiedereröffnung als psychosomatische Fachklinik wurde die Seelsorge neu geordnet. Zunächst war Pfarrer Laux von Heilig Kreuz mit der Krankenhausseelsorgerin Miller mit der Seelsorge beauftragt. Schon bald zeigte sich, dass die Arbeit nicht nebenbei geleistet werden konnte.

Ein neues katholisches Seelsorgeteam in übergreifender Zusammenarbeit mit dem Krankenhauspfarrer des St. Marienwörth-Krankenhauses Lutz Schultz als Leiter sowie Rudolf Ackermann als Pastoralreferent mit vollem Stundenumfang (ganze Stelle) im St. Franziska-

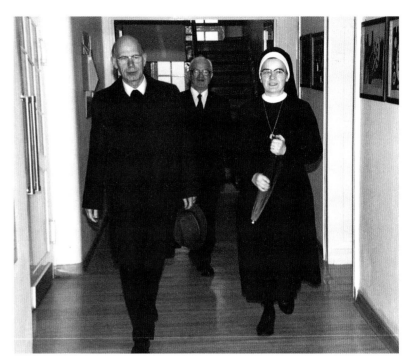

Bischof Dr. H. J. Spital mit Hausgeistlichem Pater D. Glehn und Sr. Oberin Placida anlässlich eines Besuches 1983.

Stift sollte die seelsorgliche Arbeit besser sichern. So begann dieses Team im August 1993 mit seiner Arbeit.

Dabei wurden neue Ansätze der Zusammenarbeit ausprobiert. Herr Ackermann als Transaktionsanalytiker sollte mit der Hälfte seiner Zeit im verhaltenstherapeutischen Team therapeutisch mitarbeiten. Mit der anderen Hälfte seiner Dienstzeit sollte er Seelsorgeangebote für das ganze Haus entwickeln und anbieten.

1994 wird dieses Experiment beendet. Es gelang nicht, Seelsorge und Psychotherapie aus einer Hand auf einer Station anzubieten. Eigene feste Seelsorgegruppen in der Verantwortung der Seelsorger und tägliche Angebote der Kontemplation wurden nach heftigen Diskussionen und Bedenken wieder reduziert.

Im Verlauf der Gespräche und Erfahrungen wurde die Seelsorge stärker distanziert angeboten als zu-

sätzliches freiwilliges Freizeitangebot für die Patienten. Eine Verzahnung der Arbeit mit gegenseitiger Information blieb umstritten.

Von Seiten der Klinikleitung wurde grosser Wert auf einen eigenen katholischen Sonntagsgottesdienst (samstags abends) gelegt. Doch mit dem Weggang von Pfarrer Schultz 1996 hörte dieser Vorabendgottesdienst wieder auf, da die Stadtpfarrer dieses Angebot nicht aufrechterhalten konnten. Rudolf Acker-

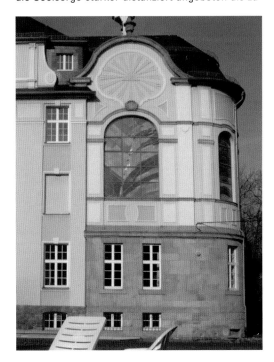

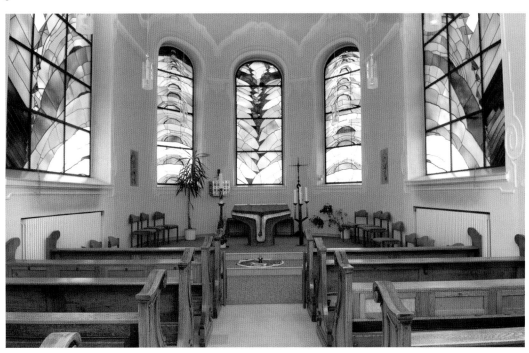

Kapelle heute (2009)

mann blieb mit ganzer Stelle zunächst allein zuständig bis 1999, dem damaligen Dechanten Ulrich Laux dienstlich zugeordnet. Mit dem September 1999 erhielt das Haus ein neues Seelsorgeteam:

Krankenhauspfarrer Laux wechselte aus der Pfarreiseelsorge der Stadt und als Dechant des Dekanates und leitet jetzt das Seelsorgeteam der katholischen Krankenhausseelsorge für die Stadt Bad Kreuznach. Frau Mohr mit 50 % ihres Beschäftigungsumfangs arbeitet mit ihm zusammen. Dabei bleibt Pfarrer Laux etwa 10 - 15 % Dienstumfang für die Arbeit im St. Franziska-Stift. Die Seelsorgeangebote sind eigenständig und Gespräche werden im Benehmen mit den Bezugstherapeuten geführt.

Im September 2000 ergab sich in vertrauensvoller Zusammenarbeit mit Dr. Sebastian Murken und dem Institut für Religionspsychologie als Außenstelle der Universität Trier und der Klinikleitung ein Kongress zu Fragen zwischen Psychotherapie und Seelsorge. 140 Therapeuten und Seelsorger nahmen daran teil. 2004 begann in der Zusammenarbeit mit Prof. Dr. Murken und Klinikseelsorgern eine Vortragsreihe für Mitarbeiter der umliegenden Kliniken und Reha-

einrichtungen zu Fragen von Religion und Therapie, aber auch Seelsorge und Ethik.

Angesichts zunehmenden Interesses an Fragen zwischen Therapie und Seelsorge könnten wir uns hier zukünftig noch ein weites Entwicklungsfeld vorstellen. Eine Profilierung und ein Alleinstellungsmerkmal des St. Franziska-Stifts könnte in dieser Richtung liegen.

Einige Zeit arbeitete 2003/2004 ein evangelischer Pfarrer, Oskar Greven, in den Angeboten der Seelsorge im St. Franziska-Stift mit. Doch dieser verließ wenige Monate später Bad Kreuznach.

So gestalten Frau Mohr und Pfarrer Laux ganzjährig ohne Ausfälle durch Urlaub oder Fortbildungszeiten in gegenseitiger Vertretung das seelsorgliche Programm.

Im Wechsel des vergangenen Jahrhunderts hat jetzt die häufige Sakramentenspendung (Taufe der Neugeborenen, tägliche Eucharistie, zahlreiche Gottesdienste, wie Andachten und Stundengebet …) aufgehört. Der Bezug der Mitarbeiter und ihre Beteiligung an den wöchentlichen religiösen Angeboten ist schwächer. Es wohnt niemand mehr im Haus, der täglich in der Kapelle als Gruppe betet und Gottesdienste feiert.

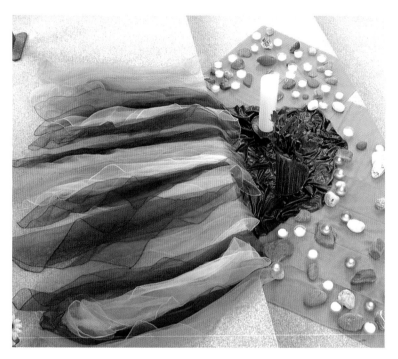

Gestaltete Mitte beim Seelenver wöhnabend

Das Gemeinschaftsgefüge unter den Mitarbeitern ist sehr viel loser und bei weitem nicht mehr so konstant wie früher über viele Jahrzehnte.

Durchgehalten hat sich die Möglichkeit, insbesondere Frauen und erschöpften Patienten erfahrungsorientierte Religiosität zu zeigen und zu vermitteln. Während des Aufenthaltes in einem dialogischen heilsgeschichtlichen Prozess miteinander besteht oft Gelegenheit, neue erfüllende Erfahrungen von

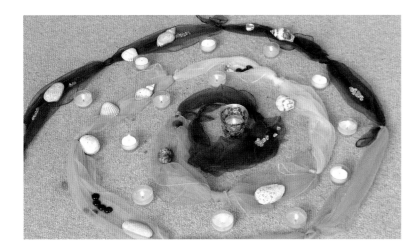

Mittebild im Meditationsraum auf der Empore.

Glaube und Religion zu machen. Unsere Angebote im Nachgang zu einer solchen Rehabilitationsmaßnahme bei den Seelenverwöhnwochenenden zeigen das und vertiefen die anfanghaft gemachten Erfahrungen im St. Franziska-Stift.

Hinwendungen zu neuem lebendigen Glauben, Konversion, Taufe, neue Partnerschaft im Glauben oder Eintritt in einen Orden geschehen im längeren Prozess Jahre später. Aber auch dies dürfen wir erleben und es zeigt, dass die weitergehende Begleitung wie die Arbeit der Wochenenden langfristig Früchte trägt.
Die Zusammenarbeit mit den jeweiligen therapeutischen Teams ist unterschiedlich intensiv.

Das aktuelle Seelsorgekonzept

Seelsorge definiert sich als Wegbegleitung aus dem Glauben. Sie sieht den Menschen in seiner Beziehung zu sich selbst, zum Mitmenschen und zu Gott und bietet erfahrungsorientiert Perspektiven zu unterschiedlichen Lebens- und Glaubensthemen. Sie weiß um die Würde und Einmaligkeit jedes Menschen und gibt Anstöße zur Reflexion. Sie bringt den Menschen auf ganzheitliche Weise in Verbindung mit eigenen spirituellen Erfahrungen und der christlichen Tradition. Eine große Rolle spielen dabei biblische Geschichten und Symbole. Denn sie enthalten menschliche Erfahrungen mit Gott, Lebenswissen, Sehnsüchte, Träume und Hoffnungen. In ihnen kann sich der Patient wieder finden. Sie können helfen, sich mit dem eigenen Leben und mit Gott auseinanderzusetzen und neue Perspektiven zu entwickeln. Diese Auseinandersetzung kann Ängste lösen, Leid und Krankheit bewältigen, Vertrauen bilden, Hoffnung wecken und Beziehung stiften.

Etwa 1/3 aller Patienten der Klinik beantworten in der Basis-Dokumentation die Frage „Sind sie religiös?" mit „Ja".

Psychosomatische Erkrankungen haben manchmal Auswirkungen auf den Glauben des Menschen. Umgekehrt kann auch eine fehlgeleitete religiöse Sozialisation Ursache für Krankheit sein. In der Zeit des Aufenthaltes in der Klinik kann eine konstruktive Sicht eingeübt und vertieft werden in der Arbeit mit Symbolen, biblischen Bildern und neuen Erfahrungen des Glaubens. Oft entspringt daraus eine lebensbejahendere Haltung und neuer Mut zu Wegen im Glauben. Manche Patienten suchen während einer Rehabilitation eine Klärung solcher Zusammenhänge. Die Seelsorgeangebote können dabei hilfreich sein.

Das Angebot der Seelsorge

Unsere Seelsorgeangebote sind christlich orientiert und nicht konfessionell gebunden. Sie sind freiwillig und für alle Patienten offen.

Meditation
Zu Tagesbeginn zur Besinnung und in der Mittagszeit zum Innehalten wollen wir durch gemeinsame Übungen und Impulse eine Gelegenheit geben, sich innerlich zu sammeln, um in der Hektik

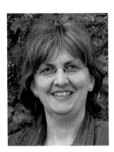

Carmen Mohr
katholische
Gemeindereferentin,
Ausbildung in klini-
scher Seelsorge,
Weiterbildung in
Mediation und
Kontemplation

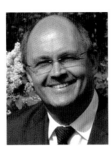

Ulrich Laux
katholischer Priester,
Weiterbildung in
Gesprächsführung,
Pastoralpsychologie,
geistlicher Begleitung
und Eutonie

des Tages die eigene Mitte zu finden und in der Einheit von Körper und Seele im Glauben Kraft zu gewinnen.

Seelenverwöhnabend

An einem Abend in der Woche geben wir Patienten die Möglichkeit, sich in einer Gruppe mit Lebens- und Glaubensfragen auseinanderzusetzen. Biblische und literarische Texte, Musikstücke, Stilleübungen, meditativer Tanz, bildliche Gestaltungen und kreative Vorstellungsübungen bieten einen ganzheitlichen Zugang zu zentralen Themen unseres Lebens.

Verabschiedungsfeier

Das Ende der Behandlung und der Abschied aus der Klinik ist ein Ereignis im Leben jedes einzelnen Patienten wie auch der Gemeinschaft, das unterschiedliche Gedanken und Gefühle mit sich bringt. Mit unserer Verabschiedungsfeier, zu der sich viele, die gehen, und andere, die zurückbleiben, in der Kapelle versammeln, möchten wir die Gelegenheit geben, auf die Erfahrungen und Erlebnisse dieses kleinen Lebensabschnittes im ruhigen Nachdenken zurückzublicken, dankend innezuhalten, den Abschied von anderen bewusst zu erleben und gemeinsam den Blick nach vorne zu richten.

Ein Abschiedszeichen und das Segenswort können dabei Mut und Kraft für die nächsten Schritte geben.

Abendgottesdienste

Alle zwei Wochen findet abends ein Gottesdienst in der Kapelle der Klinik statt. Wir wollen damit Patienten, die es möchten, die Gelegenheit bieten, auch während des Klinikaufenthaltes ihren Glauben feiern zu können.

Seelsorgerliche Einzelgespräche

Im persönlichen Gespräch können Patienten mit uns ihre individuellen Fragen und Probleme zur Sinnfindung des Lebens sowie zum Glauben besprechen.

Angebote für Mitarbeiter

Wir sind offen für die Fragen und Nöte der Mitarbeiter, gestalten Fortbildungsangebote im Rahmen der internen Jahresangebote mit, und laden des Weiteren zu Gottesdiensten an besonderen Festtagen ein. Zudem gibt es einmal wöchentlich, vor dem Dienstbeginn, einen Morgenimpuls für Mitarbeiter.

Seelenverwöhnwochenenden

Seit 2003 hat sich aus der Klinikarbeit das Angebot von Seelenverwöhnwochenenden für ehemalige Patienten entwickelt. Dazu treffen wir uns durchschnittlich an 4 Wochenenden im Jahr im Exerzitienhaus St. Josef in Hofheim/Taunus.

Dort begegnen wir jährlich knapp 100 Ehemaligen, um die gemeinsamen Erfahrungen in der Seelsorge zu vertiefen und Wegbegleitung über die Therapie hinaus anzubieten.

Zahlen und Fakten

Die Veranstaltungen der Seelsorge sind alle sehr gut besucht und werden von den Patienten als Freizeitangebot gerne angenommen.

Die durchschnittliche Teilnahme beträgt bei
· Verabschiedungsfeiern   30 Personen
· Seelenverwöhnabenden   35 Personen
· Meditation   12 Personen
· Abendgottesdiensten   8 Personen

Am Ende des Jahres 2008 hatten wir insgesamt 20 Seelenverwöhnwochenenden durchgeführt, Teilnehmer pro Veranstaltung: 25 – 30 Personen.

Die Mariengrotte

Als Zeichen der Volksfrömmigkeit ist auch die Mariengrotte im Parkgelände der Klinik zu sehen. Auf dem Hintergrund der Tradition zu Beginn des 20. Jahrhunderts, Andachtsgärtchen auf privaten Grundstücken als Nachbildungen der Grotte von Massabielle anzulegen, errichteten die männlichen Hausangestellten eine Lourdesgrotte. 1858 erfolgte bei Catherine Latapie eine Wunderheilung einer Hand. Mittlerweile sind 67 anerkannte Heilungswunder aus Lourdes von der Amtskirche bestätigt. Bernadette Soubirous hatte am 11. Februar 1858 eine erste Marienerscheinung in Lourdes. 1962 wurden Bernadettes Visionen als real anerkannt. 2008 wurde das 150. Jubiläum der Marienerscheinung in Lourdes gefeiert.

Die Gottesmutter von Lourdes wird immer ziemlich identisch dargestellt mit lieblichem Aussehen, einem cremefarbenen Gewand, einer blauen Schärpe, einem Rosenkranz in der Armbeuge und einer Rose auf den Füßen. Im Rheinland gibt es relativ viele Lourdes-Grotten.

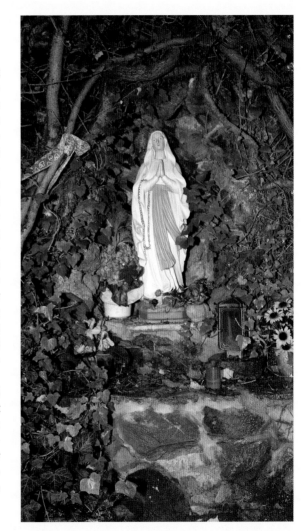

Von der karitativen Kompensation zur kommunikativen Beziehung
Hundert Jahre Krankenpflege im St. Franziska-Stift

Claudia Stangenberg und Elmar Mans

100 Jahre St. Franziska-Stift sind 100 Jahre Krankenpflege in einer besonderen Institution in einer charakteristischen historischen Epoche und unter spezifischen sozialen Bedingungen. Diese Jahre sind Teil der allgemeinen Entwicklung des Gesundheitswesens und damit der Krankenpflege in ihr und zeigen gleichzeitig die Besonderheit einer Sequenz davon in einer einzigartigen Institution mit einer speziellen Genese.

Ihren Ursprung hatte diese Einrichtung nicht primär in der Objektivität der allgemeinen gesellschaftlichen Dynamik des Gesundheitswesens, sondern in der Subjektivität eines einmaligen willkürlichen Aktes, eines Vermächtnisses einer Frau, das gleichwohl neben der individuellen Lebensgeschichte durch die allgemeinen gesellschaftlichen und geschichtlichen Bedingungen bestimmt ist. Dadurch ist die Geschichte

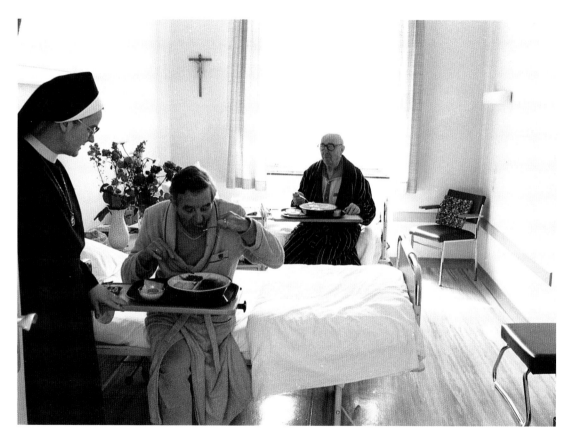

Schwester Oberin im
Patientenzimmer (1992)

der Krankpflege im St. Franziska-Stift und der dort tätigen Personen einmalig durch ihre Entstehung und die nachfolgende Prägung in einem Geflecht vielfältiger lokaler und genereller Einflüsse und Bedingungen.

Erwähnens- und bedenkenswert ist dieser Zeitraum der Geschichte eines Berufsstandes nicht deshalb, weil – dem runden Jubiläum Tribut zollend – eine lokale, vielleicht provinzielle Erscheinung herauszustellen und die Verdienste einer Gruppe von Frauen zu würdigen sind. Von allgemeinem Interesse ist diese Geschichte der Krankenpflege vielmehr deshalb, weil in diesem kurzen Zeitraum in einer kleinen Einrichtung gesellschaftliche Entwicklungen in der Geschichte eines Berufsstandes im Gesundheitswesen aufscheinen, die typisch und kontingent, zentral und marginal zugleich sind, den Besonderheiten des St. Franziska-Stifts entspringend wie den historischen und sozialen Kräften Ausdruck verleihend.

Das Verhältnis sozialer Gruppen zueinander, die Dynamik der ökonomischen Entwicklung, die Beziehung des Religiösen zum Profanen, das Spannungsverhältnis der Geschlechter, die gesellschaftliche Kontrolle des Archaisch-Triebhaften, die Sozial-Karitative Funktion der Gesellschaft – all diese objektiven gesellschaftlichen Momente sind hier wirksam und erkennbar. Bewusste Einflüsse mischen sich mit unbewussten Strebungen, intendierte Maßnahmen mit unabsichtlichen Wirkungen.

Im Folgenden sollen deshalb die einzigartige und zugleich typische Geschichte der Krankenpflege im St. Franziska-Stift in wichtigen Episoden nachgezeichnet und wesentliche Momente herausgestellt werden. Da es um die Grundlinien der Entwicklung von den Anfängen bis zum heutigen Tag geht, ist die Darstellung notwendig konturierend, idealtypisch und selektiv.

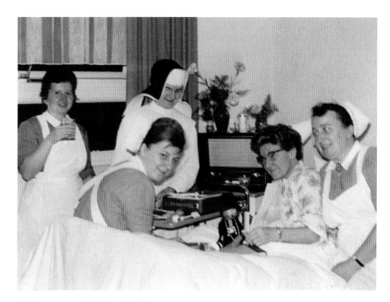

Schwestern am Krankenbett (1965)

Der Ursprung der Kranken-pflege in der Stiftungsidee

Wie das St. Franziska-Stift selbst hat auch die Krankenpflege in dieser Einrichtung ihren Ursprung in einer Stiftung und der Vorstellung einer Person und ist durch diese materiellen und ideellen Vorgaben geprägt.

Franziska Puricelli verfügte die Stiftung, die die Grundlage für den Bau und Betrieb des St. Franziska-Stifts war, postum 1896 in ihrem Testament. Unter den vielfältigen individuellen und sozialen Beweggründen der Stiftung Franziskas dürfte hier ein Aspekt der Stiftungsidee bedeutsam sein: die Wiedergutmachung von individuellem Unrecht an sozialen Gruppen. Der karitative Ausgleich für das „nicht immer moralisch-ethisch vorbildliche Leben" (Rüddel 1997, 101), das vor allem der männliche Teil der Familie im Geschäftlichen wie auch im Privaten geführt haben dürfte, wird dabei bewusst und unbewusst sicher eine wesentliche Rolle gespielt haben.

Vor diesem Hintergrund gewinnt der Stiftungstext, der dem Ehemann diesen Auftrag erteilt, eine besondere Bedeutung: „Ich wünsche, dass Carl dort ein Krankenhaus für katholische Kinder baut

… ." Eine detaillierte Beschreibung der wohltuenden und heilenden räumlichen und personellen Ausstattung für diese Zielgruppe der Stiftung schließt sich an. In der Konzeption des Krankenhauses wird hier die mildtätige, sublimierte Nächstenliebe, die Agape, dem Eros, der triebhaft-archaischen Objektliebe, gegenübergestellt. Dass dieser karitative Dienst am Körper der kranken Kinder (und später Frauen) erfolgen soll, unterstreicht die moralische Kompensationsfunktion und verleiht der Stiftungsidee einen besonderen Akzent.

Vom Kern der Stiftungsidee her wird das St. Franziska-Stift als Ort der Krankenpflege bestimmt, als von der anderen Gesetzen gehorchenden Gesellschaft abgegrenzte Einrichtung, die durch selbstlose mildtätige Zuwendung und Fürsorge der egoistischen Ausbeutung und Triebhaftigkeit entgegengesetzt ist. Das weibliche Prinzip herrscht drinnen im karitativen Raum der Stiftung, das männliche Gesetz dominiert draußen die ökonomische und (un)moralische Welt. Weibliche Selbstlosigkeit soll männlichen Egoismus kompensieren. Beides hat den Körper als Objekt, den der Kinder und Frauen.

Betont wird dieses Moment der Stiftungsidee dadurch, dass Ordens-

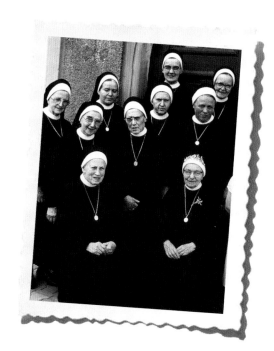

Borromäerinnen (1981)

schwestern zu den Hauptakteuren der Einrichtung bestimmt werden: „Die Anstalt wird geleitet von Schwestern, und zwar von Borromäerinnen … ." Die Krankenschwestern des St. Franziska-Stifts sollten nach den Vorstellungen der Stifterin zugleich geistliche Schwestern sein. Franziska Puricelli wählte dazu einen Orden, der neben und in seiner religiösen Bestimmung den Dienst an Kranken, Kindern, Frauen und sozial Schwachen als seine wesentliche Aufgabe sah. Diesen Ordenskrankenschwestern wurde zudem – wenn auch die Berufsgruppe der Ärzte mit Operationszimmer und Sprechzimmer vorgesehen war – die Leitung der gesamten Einrichtung zugeordnet.

Die Krankenpflege im St. Franziska-Stift erhält dadurch in ihrem Ursprung eine mehrfach besondere Prägung. Zunächst wird Krankenpflege als Aufgabe von Frauen definiert. Dies mag zwar der Realität der Zeit entsprechen, erhält aber vor dem Hintergrund des oben skizzierten latenten Sühnegedankens der Stiftungsidee die unausgesprochene Aufgabe für die Krankenpflege, die karitative Weiblichkeit möge Gutes tun an den Opfern der männlichen Expansivität und Triebhaftigkeit, die kranken Frauen pflegen, die entstandenen Kinder versorgen, denen helfen, die „die Genüsse des Lebens versetzt" haben und durch körperliches – und vermutlich auch seelisches – Leiden büßen.

Diese Aufgabe der Krankenpflege wird nun Ordensschwestern zugeordnet, die für die institutionelle Bewältigung des konflikthaften unbewussten Auftrags besonders geeignet erscheinen. Nonnen, die ihr Leben vollständig in den Dienst am Nächsten (und für Gott) gestellt haben, waren für diese Aufgabe prädestiniert. Dazu haben sie ihre (weltliche) Individualität und ihren Geburtsnamen abgegeben und eine neue (kirchliche) Identität im Ordensnamen angenommen. Die Uniformität der Ordenstracht unterstreicht die Aufgabe der Individualität. Durch die Gelübde und Ordensregeln haben sie Sexualität, Triebhaftigkeit und Lust als Teil der Weiblichkeit und Weltlichkeit entsagt und Weiblichkeit auf den fürsorglichen und

versorgenden Aspekt beschränkt. Die psychische Energie wird vollständig auf den Bereich der Krankenpflege konzentriert. Selbstlosigkeit wird nun zur übergreifenden Maxime im Verhältnis zum Mitmenschen, Nächstenliebe verdrängt die Selbstliebe, die Bedürfnisse des Objekts verdecken die eigenen. Körperlichkeit tritt nur im Gegenüber auf und dort in Form des Leidens, der Krankheit, des Verfalls, wird Gegenstand von Pflege und Wiedergutmachung.
In ihrem Beginn also erfährt die Krankenpflege im St. Franziska-Stift eine spezifische Prägung, in der die besondere Stiftungsidee der Franziska Puricelli sich mit den realen Gegebenheiten der Krankenpflege der damaligen Zeit verbindet.

Die Realisierung der Stiftungsidee und der Einbruch der Männlichkeit in die Krankenpflege

Von der Formulierung der Stiftungsidee im Testament von Franziska Puricelli 1896 durch den Auftrag an den Ehemann bis zur Realisierung der Stiftungsidee und dem Bau und der Inbetriebnahme des St. Franziska-Stifts vergingen eine Reihe von Jahren. Die Umsetzung der weiblichen Stiftungsidee ist in der Verfügung des Testaments und der Verwirklichung in den Folgejahren Männern übertragen. Die Einrichtung der Stiftung ist von einigen Schwierigkeiten begleitet. Von den Männern der unmittelbaren Familie waren der Ehemann Carl, der eigentlich den testamentarischen Auftrag hatte, bald durch das

fortgeschrittene Alter beeinträchtigt und der Sohn Heinrich nur wenige Jahre nach dem Tod Franziskas verstorben, so dass Männer aus der erweiterten Familie die Ausführung übernahmen.

In konsequenter Ausgestaltung der testamentarischen Stiftungsidee und unter Erweiterung der Vorgabe im Testament wurde 1910 das St. Franziska-Stift als ein Krankenhaus für Frauen und Kinder unter Leitung der Borromäerinnen eröffnet. Zwar wurden unter dem Druck der Versorgungsnotwendigkeit schon bald vereinzelt Männer als Patienten aufgenommen, doch blieb die Behandlung von Männern die Ausnahme, so dass in dem Haus leidende und pflegende Frauen unter sich blieben. Die Stiftungsidee, kranke Frauen und Kinder von Barmherzigen Schwestern versorgen zu lassen, fand ihre konsequente Umsetzung in der Einrichtung des katholischen Frauenkrankenhauses. Krankenpflege im St. Franziska-Stift begann auch in der Wirklichkeit als das intendierte weibliche Kompensationsunternehmen.

Dieser karitativ-kompensatorische weibliche Schutzraum erlebte nur wenige Jahre später einen massiven Einbruch der Männlichkeit. Mit Beginn des Ersten Weltkriegs 1914 wurde im St. Franziska-Stift ein Militärlazarett eingerichtet, das bis 1918 bestand. Da dieses mit 120 Betten der Gesamtzahl der vorhandenen Betten des Frauenkrankenhauses entsprach, dürften in diesen Jahren deutlich weniger Frauen behandelt worden sein. Die Realität des Krieges führt also vorübergehend zu einer Umkehrung der

Stiftungsidee, die auch die Krankenpflege unmittelbar berührte.

Für die Krankenpflege im St. Franziska-Stift bedeutete dieser Einbruch martialischer Männlichkeit in die Domäne weiblicher Barmherzigkeit eine große Herausforderung. Einige Besonderheiten dieses Vorgangs jedoch erleichterten es der Krankenpflege nach der Konzeption der Stiftungsidee, diese Bewährungsprobe unter radikal geänderten Verhältnissen zu bestehen. Hatte es zunächst den Anschein, als seien die pflegenden Schwestern als Vertreter weiblicher Mildtätigkeit und Selbstlosigkeit mit Soldaten als Repräsentanten aggressiver und libidinöser Männlichkeit konfrontiert, so erwiesen diese sich als beschädigte und gebrochene Männer, die der Unterstützung der Frauen zum Erhalt ihres Lebens bedurften. Durch ihre Verwundungen und Krankheiten hatten sie den Preis für die Triebhaftigkeit im Krieg bezahlt, darin mutatis mutandis den Frauen der Krankenpflege mit der freiwilligen Aufgabe des libidinösen Teils der Persönlichkeit durchaus ähnlich. Durch ihre Verletzungen und Gebrechen hatten sie auch wesentlich ihre maskuline Gefährlichkeit eingebüßt und ihre expansiven und dominierenden Strebungen aufgegeben, wollten als Opfer solcher

Handlungen anderer Männer eigentlich nur noch am Leben bleiben und gesund werden. Zudem traten diese Männer der Gruppe der Ordenskrankenschwestern gleichfalls als Gruppe gegenüber, deren Mitglieder ebenso ihre Individualität aufgegeben hatten. Beide Gruppen nutzten die Uniform und das Kollektiv als Schutz: die Soldaten, um in ihrem ursprünglichen Auftrag der Triebhaftigkeit in der kriegerischen Aggressivität im Dienste der Erhaltung des Volkes freien Lauf lassen zu können, die Ordensschwestern, um unter Aufgabe der Triebhaftigkeit ihrer karitativen Bestimmung zur Kompensation individuellen und gesellschaftlichen Unrechts und Leiden nachkommen zu können. Die Selbstaufgabe in dem Dienst für den Kaiser bzw. im Dienst für Gott könnte den Umgang mit dieser kritischen Situation erleichtert und der Krankenpflege die implizite konzeptuelle und faktische Anpassung ermöglicht haben.

Das konzeptionelle Rüstzeug aus der Stiftungsidee von Franziska Puricelli hat so der Krankenpflege die Bewältigung der historisch erzwungenen gesellschaftlichen Aufgabe erleichtert. So erforderte letztlich diese Episode nur eine oberflächliche Umstellung unter Beibehaltung der Grundeinstellungen der Krankenpflege im St. Franziska-Stift.

Die Verweltlichung der Krankenpflege und die Aufnahme der sich verändernden gesellschaftlichen Realität

In den Jahren nach dem Ersten Weltkrieg bis zur Schließung des St. Franziska-Stiftes als Akutkrankenhaus 1988 vollzog sich in der Krankenpflege dieser Einrichtung eine stetige Veränderung. Die Stiftungsidee für die Krankenpflege, selbstlose Barmherzigkeit von Frauen für Frauen in einem geschützten Innenraum als Kompensation männlicher Selbstsucht und Triebhaftigkeit im Äußeren, machte in diesen Jahren eine allmähliche Transformation durch, in der die Außenwelt und gesellschaftliche Einflüsse ebenso wie die innere Logik des Berufsstandes und die Dynamik der Krankenpflegekonzeption des Stiftes selbst wirksam wurden.

Zunächst einmal wurde die Krankenpflege im St. Franziska-Stift schrittweise einer Verweltlichung unterzogen. Ursprünglich als Aufgabe der Ordensschwestern und Akt der Barmherzigkeit definiert, wurde die Pflege der Kranken im Laufe der Jahre immer mehr auch ein Betätigungsfeld weltlicher Frauen und damit ein Beruf, wandelte sich von einer karitativen Arbeit für Gottes Lohn in eine mit Geld oder Naturalleistungen honorierte Erwerbstätigkeit, von einer Profess zu einer Profession. Wenn auch die Hauptlast der Krankenpflege bei den Borromäerinnen lag, so wurden diese doch immer schon von weltlichem angelernten Personal unterstützt. Diese Entwicklung wurde im Laufe der Jahre quantitativ und qualitativ intensiviert. Tendenziell nahm die Zahl der weltlichen Pflegekräfte zu. Der Prozess der Professionalisierung der Krankenpflege wurde befördert durch die Einrichtung einer Krankenpflegeschule am St. Franziska-Stift am 01. Oktober1929, die der Qualifizierung vor allem des weltlichen Pflegenachwuchses diente.

Durch diese Entwicklung bildete sich allmählich im St. Franziska-Stift die Krankenpflege als eigenständige Berufsgruppe heraus, die nicht in erster Linie der ideellen karitativ-religiösen Bestimmung der Nächstenliebe und der Barmherzigkeit entsprang, sondern primär materiellen weltlich-egoistischen Motiven der Erwerbstätigkeit und damit der materiellen Existenzsicherung und der praktischen Selbstliebe folgte. Der Kompensationswunsch der Stiftungsidee, der auf die Selbstlosigkeit der Krankenpflege gegründet war, wurde nun in der Realität des Berufsstandes graduell von anderen Motiven verdrängt: Die weltlichen Schwestern wollten nicht mehr männliches Unrecht wiedergutmachen, sondern schlicht ihren Lebensunterhalt sichern. Der Selbstlosigkeit traten nun die Selbstbezogenheit und das Selbstbewusstsein an die Seite und tendenziell gegenüber. Durch die Leitung der

Krankenpflege durch die Borromäerinnen blieb dennoch die Prägung dieser Berufstätigkeit im Haus durch die Stiftungskonzeption bestimmt, um den Preis freilich, dass durch die gesamte Veränderung eine gewisse Heterogenität und damit ein inneres Spannungsverhältnis dieses Berufsstandes im St. Franziska-Stift entstand.

Mit den weltlichen Krankenschwestern kam nun – wenn auch mehrfach gebrochen und sehr beschränkt – Individualität in die Krankenpflege zurück. Anders als die Ordenskrankenschwestern, die ihre weltliche Identität und Individualität mit dem Eintritt in die religiöse Gemeinschaft aufgegeben hatten und als sichtbares Zeichen dafür einen Ordensnamen angenommen hatten, behielten die weltlichen Krankenschwestern in ihrer beruflichen Tätigkeit ihren bürgerlichen Vornamen („Schwester Anna") bei. Auch wenn sie auf ihren Nachnamen und damit die volle private Identität verzichteten, so traten sie dennoch den Kranken als Objekten ihrer Pflege mit ihrem wirklichen Vornamen als Einzelpersonen gegenüber. Gleichzeitig zeigten sie damit sich selbst und anderen, dass ihre Existenz sich nicht auf die Krankenpflege und den Dienst an dem Nächsten beschränkte, dass es für sie noch einen

anderen Lebensbereich gab und ihre Wünsche und Bedürfnisse sich nicht in karitativen Strebungen erschöpften. Die Selbstlosigkeit im Beruf und die Zuwendung zum kranken Anderen wurde dadurch als professionelle Teilaktivität der gesamten Person kenntlich gemacht. Der Ausschließlichkeit der Caritas trat dadurch symbolisch der Verweis auf die Existenz eines anderen Lebensbereiches, der eigenen und möglicherweise gegenläufigen Gesetzmäßigkeiten gehorchte, unabweisbar gegenüber. Die karitativ-familiäre Kennzeichnung „Schwester" und der individuell-bürgerliche Vorname im Berufsnamen der weltlichen Krankenpflegeprofession zeigen dieses Spannungsverhältnis sprachlich-objektiv an. Die Tracht der weltlichen Krankenschwestern, der der Ordensschwestern nachempfunden, ist so nicht nur schützende Berufskleidung, sondern hat auch die Intention, durch Uniformität die unvermeidbare Individualität zu begrenzen und ihre Träger wie die Objekte der Pflege vor ihren Folgen zu bewahren.

Zu dem Verweis auf einen anderen individuellen und gesellschaftlichen Lebensbereich durch die Professionalisierung und die Kennzeichnung der weltlichen Krankenpflege als Erwerbstätigkeit gesellte sich in dem beruflichen (Vor-)Namen unübersehbar ein Anspruch auf Individualität und Einzigartigkeit, die nicht im karitativen Kollektiv der Krankenpflege aufgehen konnten. Diese Besonderheit der Person, die der individuelle Name ausdrückt, ist untrennbar verbunden mit eigenen Bedürfnissen und Wünschen, die dieser Individualität entspringen und die ihr Recht haben müssen, will das Individuum sich als einzigartig verwirklichen. Dass diese Bedürfnisse und Strebungen auch egoistischer und triebhafter Natur sein können, ja teilweise sein müssen, dass sie bewusster und damit zumindest partiell kontrollierbarer wie unbewusster und sich naturwüchsig Geltung verschaffender Art sind, dass sie nicht immer moralischen Ansprüchen genügen und auch sozial gesetzte Grenzen verletzen können, ist nun unabweisbar. Diese mit der partiellen Verweltlichung der Krankenpflege, ihrer Professionalisierung und der graduellen Individualisierung einhergehende Veränderung der Krankenpflege im St. Franziska-Stift schafft nicht nur ein internes Spannungsverhältnis dieses Berufsstandes, sondern bringt auch eine Herausforderung für die Umsetzung des Stiftungsgedankens mit sich. Durch diese historischen und sozialen Entwicklungen wurde die intendierte Trennung von karitativ-sublimiertem Innerem und egoistisch-triebhaftem Äußeren und damit die Idee der Kompensation tendenziell unterlaufen.

Neben der Verweltlichung ergab sich im Laufe der Jahre eine zweite tiefgreifende Veränderung in der Krankenpflege im St. Franziska-Stift. Der Stiftungsgedanke, der in dem kirchlichen Krankenhaus für Frauen und Kinder einen karitativen Schutzraum dem bürgerlichen Lebensbereich der Männer gegenüberstellte, wurde auch im weiteren Bestehen des St. Franziska-Stifts im Prinzip umgesetzt. Wenn auch immer wieder männliche Patienten behandelt wurden, so blieben sie doch – von dem Einbruch des Lazaretts im 1. Weltkrieg abgesehen – immer in der Minderheit und über wiederkehrende längere Zeiträume waren dem Stiftungsgedanken entsprechend ausschließlich Frauen und Kinder im Hause. Auch bei den Indikationen und Abteilungen, die im Laufe der Zeit ansonsten mehrfach wechselten, waren Gynäkologie und Geburtshilfe bis auf die letzten drei Jahre des Akutkrankenhauses der konstante Kern des Versorgungsangebots und damit das zentrale und der Stiftungsintention entsprechende Betätigungsfeld der Krankenpflege. Männlichkeit und Geschlechterdifferenz waren also auf Seiten der Patienten immer schon – wenn auch marginal – präsent und im Bewusstsein der Krankenpflege wirksam. Diese männlichen Elemente im karitativen Schutzraum waren jedoch krank, schwach und hilfsbedürftig und damit männlicher

Gefährlichkeit beraubt. Den Krankenschwestern als handelnden Subjekten traten sie als bedürftige Objekte der selbstlosen Zuwendung und Pflege in der Passivität gegenüber. Die Subjekte des Handelns blieben die Krankenschwestern, Aktivität und Initiative lagen bei ihnen.

Dieser Charakter der Männlichkeit im Schutzraum des Krankenhauses änderte sich erst spät in der Entwicklung des St. Franziska-Stifts. Gab es vorher schon Männer als technische Hausangestellte und männliche dienstbare Geister, so waren sie doch eher am Rande des karitativen Geschehens tätig und nicht unmittelbar in die leibnahen Aktivitäten eingebunden, die den Krankenschwestern und ihren weiblichen Hilfskräften vorbehalten blieben. Die Mitglieder der ärztlichen Berufsgruppe, meist männlichen Geschlechts, griffen eher punktuell diagnostisch und therapeutisch leitend in die Behandlung ein.

Mit dem Eintritt des ersten Krankenpflegers 1970, der charakteristischerweise in der Chirurgie arbeitete, wurde nun auch das Männliche Teil der Krankenpflege des St. Franziska-Stifts. Wenn auch domestiziert als männliche Krankenschwester und festgelegt auf die karitative Tätigkeit, so traten dennoch hier erstmals und in der Folge vermehrt Männer als handelnde Subjekte im kompensatorischen Raum der Stiftung auf und wurden im Sinne der Wiedergutmachung an den Opfern der männlich-egoistischen Lebenswelt tätig. Der vorher in der

Stiftungsidee rein weiblich konzipierte Berufsstand der Krankenpflege verlor so seine intendierte Geschlossenheit und Eindeutigkeit in der kompensatorischen Aufgabe.

Mit der Hereinnahme der Privatheit in der professionellen Existenz der Schwestern und Pfleger in der Psychosomatik und der Wiederaneignung des eigenen Geschlechts und des Trieblebens im beruflichen Bereich bekommt auch der eigene Körper und die Körperlichkeit seine Existenz und sein Recht zurück. In der karitativ-kompensatorischen Krankenpflege der Stiftungsidee trat der Körper nur als der Körper der Patientin in Erscheinung, die Krankenschwestern, zumal die Ordensschwestern, waren körperlose Wesen, was durch die uniforme Verhüllung des Körpers in der Ordens- und Krankenschwesterntracht noch unterstützt wurde. Der Körper war damit aus der Perspektive der Krankenpflege immer schon der Körper des Anderen, nicht der eigene, war Objekt von Handlungen, nicht deren Subjekt, und präsentierte sich als Ort der Versagung, des Leidens und der Schmerzen, nicht als Ort der Erfüllung, der Freude und der Lust. Die Wiedergewinnung des Körpers in der psychosomatischen Pflege bringt die Rücknahme dieser doppelten Negation im Ausschluss des Körpers der Pflegepersonen und seiner Reduktion auf Missempfindungen.

Mit der Aufnahme des Männlichen in die Krankenpflege wurde das in der Stiftungsidee im Raum Getrennte wieder zusammengefügt. Die Spannung der sozialen Unterschiede, des Guten und des Bösen, der Männer und der Frauen, der Opfer und der Täter, die durch die Schaffung des kompensatorischen Schutzraumes und der karitativen Institution durch Externalisierung beseitigt worden war, wurde nun in die Berufsgruppe der Krankenpflege wieder aufgenommen. Die Konflikte der Gesellschaft, von denen die Krankenpflege durch die Stiftungsidee gereinigt schien, konnten nun in der Berufsgruppe der Krankenschwestern und Krankenpfleger wirksam werden.

Die Wiedergewinnung des Verdrängten – Krankenpflege in der Psychosomatik

Mit der Aufgabe des St. Franziska-Stifts als Akutkrankenhaus, der vorübergehenden Schließung der Einrichtung und der Wiedereröffnung als psychosomatische Fachklinik nach einem Umbau unter neuer Trägerschaft begann eine neue Phase in der Entwicklung der Krankenpflege. Der Wechsel in der Bestimmung als allgemeines Krankenhaus für Frauen und Kinder zu einer für alle zugänglichen Fachklinik, der Übergang in der Konzentration auf Gynäkologie und Geburtshilfe zu einer Spezialisierung auf psychische und psychosomatische Erkrankungen, die Veränderung vom akuten Versorgungsbereich zur Rehabilitation, der Rückzug der Ordensschwestern und die fast völlige Auswechselung des Pflegepersonals, der Ersatz der Leitung der Ordensschwestern durch einen weltlichen Pflegedirektor, die Schaffung einer neuen institutionellen Struktur mit einer veränderten Position der Pflege ermöglichten und erforderten zugleich eine Neuorientierung des Selbstverständnisses der Krankenpflege. Wenn auch formal die Wesensbestimmung des St. Franziska-Stifts als Stiftung ihre Grundlage verlor und der Stiftungsidee die Realisierungsgrundlage entzogen wurde, so wirkten dennoch im Gesamtzusammenhang der historischen Entwicklung der Krankenpflege im St. Franziska-Stift die Intention des Stiftungsgedankens wie ihre implizite Konflikthaftigkeit weiter. Auch die Krankenpflege in der psychosomatischen Fachklinik steht in dieser Tradition.

Mag von außen betrachtet die Schließung des Frauenkrankenhauses und die Einrichtung einer psychosomatischen Fachklinik im St. Franziska-Stift Folge gesundheitspolitischer und gesundheitsökonomischer Entwicklungen wie auch der Entstehung karitativen kirchlichen Unternehmertums mit der Erschließung neuer Betätigungsfelder sein, so ist diese Wendung unter der Perspektive der inneren Dynamik der Krankenpflege im St. Franziska-Stift die konsequente Weiterentwicklung dieser Berufsgruppe. Scheinen zunächst die allgemeinen konzeptionellen Vorgaben der neuen Indikation Psychosomatik bestimmend, so entspricht die neue Konzeption der Pflege doch in gleichem Maße der inneren Logik, der historischen Entwicklung und der ungelösten Widersprüche der Krankenpflege in der

Tradition der Stiftungsidee der Franziska Puricelli. So gesehen ist die Wendung zur Psychosomatik für die Krankenpflege eine konsequente Weiterentwicklung der Stiftungsidee und ein Versuch, die Bestimmung der Krankenpflege im Stiftungsgedanken unter veränderten gesellschaftlichen Bedingungen neu zu formulieren und anders zu leben. Dass mit diesem Neubeginn gleichzeitig eine Differenz zu den Anfängen hergestellt wird, ist bei der Konflikthaftigkeit der Stiftungsidee unvermeidlich.

In der Pflege der Psychosomatik, die eher Beziehungspflege als Krankenpflege ist, kehren die mit der Stiftungsidee einhergehenden Schwierigkeiten wieder. Anders als dort jedoch wird ihre Bewältigung nicht durch Ausgrenzung und Verdrängung aus dem Bewusstsein der Personen, ihrer Tätigkeit und der Institution versucht, sondern in der Wiederaufnahme der konflikthaften Elemente, ihrer produktiven Aneignung und Integration in die Konzeption der psychosomatischen Pflege und das Bewusstsein der dort tätigen weiblichen und männlichen Personen.

Wenn auch formal die Stiftung eines Krankenhauses für Frauen und Kinder

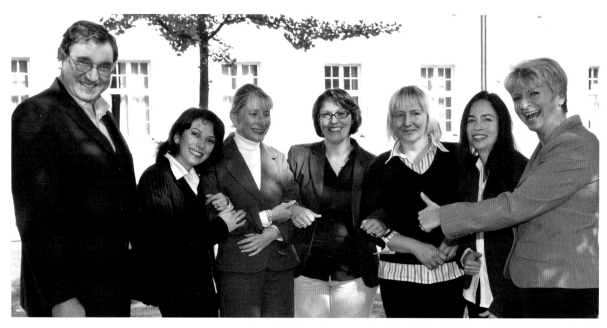

Abschluss für Fachschwestern 2008

mit der Schließung des Akutkrankenhauses zu einem Ende kam, so lebt doch dieses Element des Stiftungsgedankens faktisch nach der Umwandlung weiter. Die Klientel der neuen psychosomatischen Fachklinik besteht nämlich zu fast 80 % aus Frauen; Männer sind zwar auch vorhanden, aber eindeutig in der Minderzahl. Und ähnlich wie die Frauen zur Zeit der Stiftung sind auch diese Frauen Leidende und Opfer einer von männlich-ökonomischen und triebhaft-egoisti-

schen Prinzipien geprägten Welt. Die Belastungen vor allem des Arbeitslebens, aber darüber hinaus auch der gesamten gesellschaftlichen Verhältnisse haben die seelische und körperliche Verarbeitungsfähigkeit überfordert, haben in der Folge oft chronische psychische Erkrankungen verursacht. Auch heute sind Frauen oft die primär Leidtragenden, sind durch ihre soziale Stellung, aber auch durch ihre Emotionalität leicht Opfer, tragen oft aber auch selbst durch ihre Verhaltens- und Erlebnisweisen zu ihrem eigen Leiden und dem anderer bei. Dabei ist Destruktives, Aggressives, Triebhaftes oder Egoistisches auch in ihnen selbst, nicht nur draußen, bei den Männern und in der männlich dominierten Welt, auch sie haben alle diese Tendenzen in sich. Von der Dynamik ihrer inneren Strebungen und äußeren Handlungs- und Verhaltensweisen sind auch sie immer Opfer und Täter zugleich. Die reinliche Scheidung von Gut und Böse, Innen und Außen, Männlichkeit und Weiblichkeit in dem Kompensationsgedanken der Stiftung hat in den Patientinnen und Patienten der heutigen psychosomatischen Fachklinik keine Grundlage mehr.

Dieser so beschaffenen und immer noch überwiegend weiblichen Klientel tritt in der Psychosomatik nun die weiter in der Mehrzahl weibliche Pflege mit einem veränderten Bewusstsein und einer neuen Konzeption der Pflege gegenüber, die den Stiftungsgedanken aufnimmt, den veränderten Bedingungen aber Rechnung trägt und die zwischenzeitliche Entwicklung der Krankenpflege im St. Franziska-Stift aber konsequent fortführt: Aus der karitativen und kompensatorischen Krankenpflege wird kommunikative und emanzipative Beziehungspflege. Aus der selbstlosen Zuwendung des pflegenden Subjekts zum kranken und hilflosen Objekt wird das gleichberechtigte Verhältnis zweier Subjekte in der Verständigung über das Leiden und seine Veränderungsmöglichkeiten, aus dem Aufeinandertreffen eines Mitglieds einer uniformen Pflegegruppe wird die Begegnung zweier Individuen, aus dem Zusammentreffen einer Gesunden und einer Kranken wird der Dialog zweier durch ihr individuelles

Schicksal und die gesellschaftlichen Verhältnisse geprägten Personen, aus dem Kontakt einer selbstlosen und von jeglichen eigenen Bedürfnissen freien Krankenschwester mit einer bedürftigen und anspruchsvollen Patientin wird die Begegnung zweier Menschen, die in unterschiedlicher Weise Wünsche und Bedürfnisse haben und in ihre therapeutisch-pflegerische Beziehung einbringen.

Ermöglicht wird diese neue und nicht weniger fordernde Tätigkeit der psychosomatischen Pflegepersonen, die inzwischen die offizielle Berufsbezeichnung „Gesundheits- und Krankenpflegekraft" führen, durch die konsequente Fortführung der in der bisherigen Entwicklung der Krankenpflege im St. Franziska-Stift begonnenen Veränderungen vor allem der Verweltlichung und Individualisierung. Mit dem letzten Schritt der Wiedergewinnung des Namens der Pflegepersonen in der Psychosomatik, der Führung des Nachnamens mit dem alltagsweltlichen „ Frau ..." oder „Herr ...", gewinnen die Frauen und Männer in der Pflege ihre volle bürgerliche Individualität: Aus „Schwester Andrea" wird wie im sonstigen öffentlichen und privaten Leben „Frau Müller". Auch die professionelle Kleidung entfällt. In Alltagskleidung, die sich nicht wie die frühere Tracht oder eine andere Berufskleidung von der in anderen sozialen Bereichen unterscheidet, treten die Mitarbeiter der Pflege dem Patienten gegenüber. Die Insignien der äußeren professionellen Differenz der Krankenpflege entfallen. Auftreten und Kleidung sind der neuen Beziehungsaufgabe angemessen.

Mit diesen äußeren Manifestationen der Individualität in der Krankenpflege gehen eine neue innere Eigenständigkeit und Selbstbewusstheit der in der psychosomatischen Pflege Tätigen einher. Darin wird das bislang Verdrängte und in der Stiftungsidee Ausgegrenzte in die Personen und Institutionen der Pflege aufgenommen. Das Böse, Egoistische, Aggressive und Gewalttätige, aber auch das Triebhafte, Lustvolle und Befriedigende, das Männliche wie das Weibliche können nicht länger aus dem beruflichen Leben ausgeschlossen werden, das die Gesamtheit des Individuums erfordert, sondern werden unabwendbar und unwiderrufbar dessen Teil. Damit es aber nicht wieder dort, im Inneren der Pflege und der dort tätigen Menschen, abgewehrt wird und ein unbewusstes konflikthaftes Eigen-

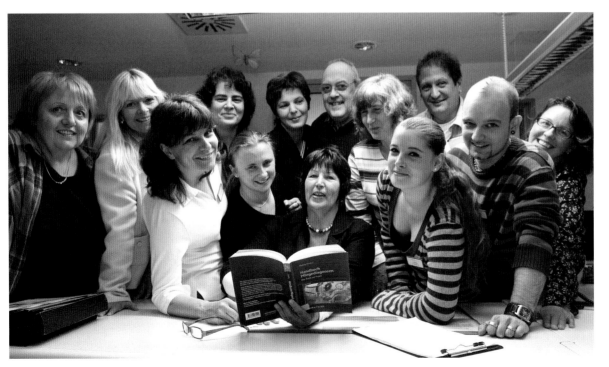

leben führt, müssen auch diese Teile der menschlichen, männlichen und weiblichen, Existenz anerkannt und integriert werden. Die Wiederaufnahme des Verdrängten in der Geschichte der Krankenpflege im St. Franziska-Stift bedeutet eine konsequente Integrationsleistung und ist damit in der Tat eine ebenso folgerichtige und weiterführende Entwicklung der Krankenpflege in dieser Einrichtung.

Mit der Wiederaneignung der vollen bürgerlichen Individualität in der Pflege entsteht ein Kontinuum von beruflichem und privatem Leben, das die professionelle Aktivität in der Beziehungspflege erst ermöglicht, gleichzeitig aber Gefahren für die Pflegepersonen mit sich bringt. Der beruflichen Tätigkeit und dem privaten Handeln fehlen die äußeren Markierungen, die Grenzen zwischen beruflicher und privater Existenz verschwimmen. Persönliche Bedürfnisse und Wünsche, dem privaten Bereich zugeordnete und beruflich nicht akzeptable Intentionen, egoistische Tendenzen und triebhafte Strebungen sind nicht mehr selbstverständlich und durch äußere Vorkehrungen aus der beruflichen Tätigkeit der Pflegepersonen ausgeschlossen. Mehr noch: Für die therapeutische Begegnung mit den Patientinnen und Patienten müssen gerade solche Strebungen aufgenommen werden, damit die Schwester und der Pfleger den Patienten und sich selbst verstehen und authentisch mit ihnen umgehen können. Beziehungspflege in der Psychosomatik setzt gerade die Wiederaufnahme des Verdrängten voraus und bemüht sich, die sozial und individuell abgewehrten Seiten des menschlichen Lebens und vor allem des Seelenlebens im beruflichen und privaten Leben zu integrieren.

In dieser Situation muss die Ausgrenzung des Bösen, die die Stiftungsidee im Konzept des kompensatorischen Schutzraumes vorgesehen hatte, und die kollektive äußere Abwehr der Krankenpflege durch die innere Bewältigung und die persönliche Integration der Schwestern und Pfleger ersetzt werden. Die individuelle Auseinandersetzung mit der eigenen Person und den innerpsychischen Konfliktkonstellationen und psychosozialen Kompromissbildungen in der kontinuierlichen beruflichen Reflexion wird zur Voraussetzung und zum Bestandteil der Beziehungspflege. Selbsterfahrung, Supervision und Balintarbeit sind deshalb essentielle Teile der fachspezifischen Weiterbildung wie der Praxis in der psychosomatischen Pflege. Um diesem einen institutionellen Rahmen zu geben, wurde in der neuen psychosomatischen Fachklinik eine spezielle Fachweiterbildung zur Fachschwester für Psychosomatik und Psychotherapeutische Medizin, am 01. Oktober 1992 begründet. Die Wiedergewinnung des Verdrängten bringt mit der beruflichen auch eine persönliche Weiterentwicklung der in der psychosomatischen Beziehungspflege Tätigen mit sich.

Schluss

Die Krankenpflege im St. Franziska-Stift der ersten 100 Jahre seines Bestehens hat eine wechselvolle Geschichte, die gleichwohl eine kontinuierliche, progressive und produktive Entwicklung aufweist. Geprägt durch den latenten Stiftungsgedanken der karitativen Kompensation und die damit einhergehende Verdrängung der Individualität, der Privatheit, der Körperlichkeit, der Geschlechtlichkeit und des ganzheitlichen Lebens ebenso wie durch die Ausgrenzung von Männlichkeit, Egoismus, Triebhaftigkeit und Destruktivität hat sie in einem wechselvollen Prozess der inneren Konflikthaftigkeit und der äußeren Beeinflussung Rechnung getragen und das Erbe der Franziska Puricelli in kollektiven bewussten und unbewussten historischen Bewegungen weiterentwickelt. Dabei folgte die Krankenpflege im St. Franziska-Stift ihrer eigenen spezifischen Logik und nahm gleichzeitig allgemeine Tendenzen der Krankenpflege auf.

Das Verdrängte in der latenten Stiftungsidee der Franziska Puricelli und ihrer Realisierung in den Jahren des Bestehens des St. Franziska-Stifts hat sich im Laufe der Entwicklung der Krankenpflege in dieser Einrichtung nicht nur Raum und Geltung verschafft, sondern aufgrund der dadurch erzeugten inneren konflikthaften Dynamik eine Progression von der karitativen Kompensation der Krankenpflege zur kommunikativen Kooperation der Beziehungspflege bewirkt. Nicht die bloße unbewusste Wiederkehr des Verdrängten, sondern seine aktive Wiedergewinnung durch die bewusste Integration in das Selbstverständnis der in der Pflege in der heutigen psychosomatischen Fachklinik St. Franziska-Stift arbeitenden Schwestern und Pfleger und die gelebte Konzeption der Beziehungspflege mit psychosomatischen Patientinnen und Patienten macht die Weiterentwicklung aus, die die Caritas der Franziska Puricelli in neuer Form und in allen Aspekten fortführt.

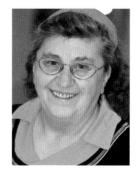

Eine Entwicklung von der Krankenschwester zur Fachschwester

Monika Gellweiler arbeitete vom ersten Tag ihrer Krankenschwester-
ausbildung bis zum Beginn ihres Ruhestandes im St. Franziska-Stift.

Wie war konkret die Arbeitszeit während Ihrer Ausbildung zur Krankenschwester?

*„Ich habe die Ausbildung am 15. April 1963 an-
gefangen und war eine Art ‚Quereinsteigerin‘, da
ich zunächst geplant hatte, ein halbes Jahr lang
ein soziales Jahr im St. Franziska-Krankenhaus zu
machen.*

*Das Examen habe ich dann im März 1966 abgelegt.
Wir begannen mit der Frühschicht um sechs Uhr*

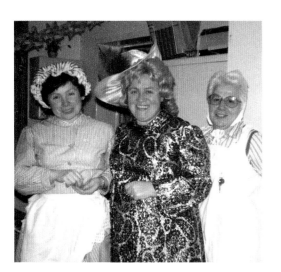

*morgens und hatten von 14 Uhr bis 16
Uhr Freistunden, auf die aber auch oft
der Unterricht fiel. Die Arbeit wurde
von 16 Uhr bis 20 Uhr fortgesetzt.“*

Was hat Ihnen als Krankenschwester auf der Station besonders gut gefallen?

*„Beeindruckend fand ich den Umgang mit den Men-
schen. Das ganze Haus und insbesondere unsere
Station war wie eine Familie. Der Umgang mit den
Patienten war sehr familiär; wir – die Schwestern
– hatten viel Zeit für die Patienten und haben mit
ihnen gesungen und gebastelt.“*

Wie war für Sie die Zusammenarbeit mit den Ordensschwestern?

*„Auf jeder Station gab es eine Nonne als Stations-
leitung. Natürlich war es sehr unterschiedlich, die
eine hatte mehr Humor, die andere weniger. Aber
alle Nonnen gaben den Schwestern stets das Ge-*

*fühl der Geborgenheit. Die Nonnen ha-
ben sich immer um alles gesorgt.“*

**Nachdem das Krankenhaus geschlos-
sen wurde, haben Sie in der Psychosomatischen Fachklinik in Geldern als Krankenschwester gearbeitet. Wie haben Sie das
empfunden?**

*„Vom 1. Oktober 1989 bis 15. September 1991 ar-
beitete ich in der Gelderland-Klinik. Es war etwas
ganz Neues und eine große Umstellung für mich.
Rückblickend kann ich eindeutig sagen, dass es
eine positive Entscheidung war, diese neuen Erfahrungen und Qualifizierungen zu sammeln bzw.
erwerben.“*

**Was beeindruckte Sie als Psychosomatische
Fachschwester im St. Franziska-Stift?**

*„Es ist definitiv eine ganz andere Art, Schwester
zu sein. Vorher war ich stets nur irgendeine belie-
bige Schwester, die sich um die ‚Galle von Zimmer
X‘ gesorgt hatte. Im Stift wurden die Schwestern
als Persönlichkeit wahrgenommen und auch die
Patienten konnten mehr in ihrem individuellem
Charakter angesehen werden. Die Anonymität der
Patienten wurde überwunden.“*

Sie sind später Pflegedirektorin im St. Franziska-Stift geworden. Wie beurteilen Sie diesen Aufstieg von der „einfachen" Schwester zur Chefin im gleichen Haus?
„Ich habe das nie als besonderen Karrieresprung empfunden. Es war für mich ein fortlaufender Prozess und die Pflegedirektion war eben die nächste Stufe."

Sie halten das kleine Hausarchiv des Franziska-Stiftes zusammen, warum machen Sie das eigentlich?

„Das macht mir einfach unglaublich viel Spaß. Ich habe, bevor ich 1963 hierher kam, einen kaufmännischen Beruf gelernt, und somit sehr viel Freude daran, Materialien abzuheften und zu ordnen. Irgendwann entdeckte ich im Keller altes Zeug, welches dort nur herumlag.
Also begann ich, dieses zu sammeln und zu sortieren. Natürlich war es für mich auch äußerst interessant, die alten Geschichten zu lesen. Heutzutage werde ich oft noch gefragt, wo man diverse Unterlagen oder Ähnliches finden kann, weil ich prinzipiell jedes Eckchen des Franziska-Stiftes kenne."

Gedenkworte anlässlich der Trauerfeier am 23. Oktober 1987 für Schwester Notburga

von Dr. K. Albers

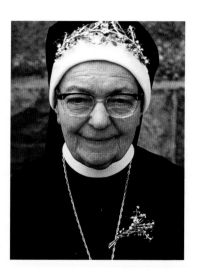

„In tiefster Verehrung und Dankbarkeit gedenke ich unserer lieben unvergesslichen Schwester Notburga, die mit ihrem gefühlvollen pflegerischen Können unzähligen Kranken und Schwerstkranken oft lebensrettend geholfen hat. Ich konnte mich immer voll auf sie als Stationsschwester verlassen, auf ihre Beobachtungsgabe und notwendiges Handeln, ob auf der Entbindungsstation oder der operativen Abteilung. (…)
Allen ihren Mitmenschen vermittelte sie mit Selbstverständlichkeit Verständnis und Vertrauen und, wenn es erforderlich war, Trost. Ihre Ruhe und Ausgeglichenheit bei unermüdlichem Fleiß und Umsicht wirkten sich wohltuend auf alle aus. Von morgens in aller Frühe bis oft spät in die Nacht hinein war sie auf Station tätig. Von unserer lieben Schwester Notburga kann man aus vollster Überzeugung sagen: sie hat ausschließlich im Dienste der Menschheit gelebt und gewirkt, unter freudiger Zurückstellung ihrer eigenen Person, bescheiden und in überzeugender tiefer Religiosität.
Auch nachdem unsere beruflichen Wege sich aus Altersgründen getrennt hatten, bestand zwischen Schwester Notburga und mit bis zuletzt eine besonders herzliche Verbundenheit.
Schwester Notburga bleibt für mich, ja, für uns, der Inbegriff des Guten in jeder Beziehung.
Ich verneige mich vor ihr und danke ihr."

100 Jahre Patientenbehandlung
im St. Franziska-Stift

Heinz Rüddel

*Auszug aus der
Urkunde bei der
Grundsteinlegung
(1909)*

Das Krankenhaus

Nach den Vorstellungen von Franziska Puricelli sollte mit dem St. Franziska-Stift eine moderne katholische Einrichtung als Antwort zu dem von Kaiserin Viktoria gestifteten evangelischen Viktoriastift entgegengesetzt werden.

In den Jahren der Stiftungsvorbereitung und Stiftungsplanung wurde vom Bistum Trier in Übereinstimmung mit den örtlichen Kirchengemeinden und der Stadt Bad Kreuznach entschieden, ein Frauenkrankenhaus zu errichten. Nach Annahme der Stiftung durch die beiden katholischen Kirchengemeinden St. Nikolaus und Heilig Kreuz erfolgte am 5. Juli 1909 die Erteilung der Bauerlaubnis für das St. Franziska-Stift und am 04. August 1909 erfolgte die feierliche Grundsteinlegung. Nach relativ kurzer Bauzeit konnte die Klinik bereits am 8. November 1910 sehr feierlich eingeweiht werden. Nach der Einweihung wurden 20 Kranke

aus dem örtlichen Elisabeth-Stift in das St. Franziska-Stift übernommen. Bis zum Ersten Weltkrieg wurden ca. 700 Patienten pro Jahr im St. Franziska-Stift behandelt mit ca. 18.000 Pflegetaten pro Jahr. Im Jahre 1911 verstarben 18 Patienten, im Jahre 1912 12 Patienten und ebenso konnten im Jahre 1913 12 Patienten das Krankenhaus nicht lebend verlassen. In den ersten Jahren des Krankenhauses wurden nur Frauen behandelt. Dies änderte sich mit dem Ersten Weltkrieg, der am 2. August 1914 begann. Bereits am 20. August 1914 wurde das Franziska-Stift in ein Reservelazarett umgewandelt. Schon am 26. August 1914 wurden die ersten Verletzten im St. Franziska-Stift aufgenommen.

Die nächsten Jahre waren bestimmt durch lazarettmäßige Versorgung der nach Bad Kreuznach abtransportierten Verwundeten. Damals war Bad Kreuznach während des Ersten Weltkrieges Wehrmachtshauptquartier und nach

Im Namen der allerheiligsten Dreifaltigkeit

Im Jahre des Heiles 1909, als Papst Pius X. die Kirche mit starker Hand lenkte, als Wilhelm II. deutscher Kaiser und König von Preußen ruhmreich regierte, und als zu Trier der Hochwürdigste Herr Dr. Michael Felix Korum den ehrw. Bischofsstuhl des hl. Eucharius zierte, haben die beiden katholischen Pfarrgemeinden Kreuznachs, St. Nikolaus und Heilig Kreuz, unter derzeitiger Leitung der Hochw. Herrn Pfarrer Peter Mergen und Aloys Eschelmeyer dieses Krankenhaus mit Kapelle nach den Entwürfen und Zeichnungen der Architektenfirma Gebr. Friedhofen zu Cobl.Lützel errichten lassen. Das Krankenhaus verdankt seine Entstehung der hochherzigen Stiftung der am 16. November 1896 verstorbenen Frau Fanny Puricelli, Gattin des zu Rheinböllen lebenden Herrn Commerzienrats Carl Puricelli, und soll nach ihr den Namen tragen: „St. Franziska-Krankenhaus". Diesen Grundstein legte und weihte im Auftrag des Bischofs der oben genannte Pfarrer Mergen am 4. August 1909, dem Feste des hl. Dominikus. Möge dieses Werk, dem Wunsche der Stifterin entsprechend, gute und reiche Frucht bringen zur größeren Ehre Gottes und zum Heile der leidenden Menschheit.

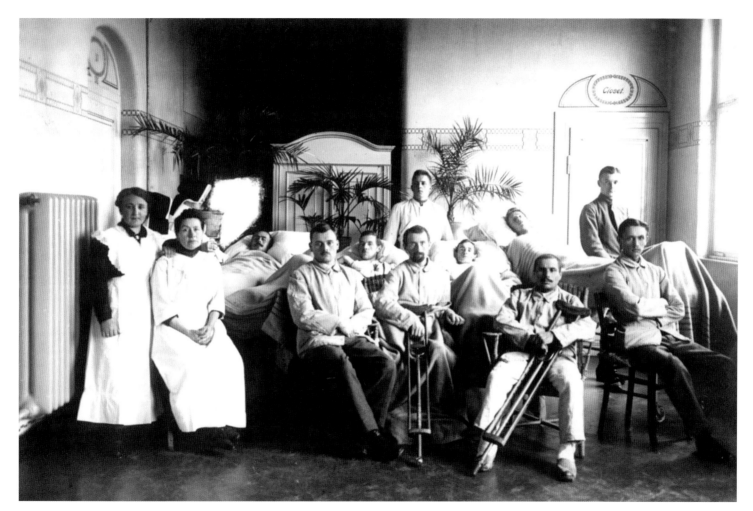

Patienten, verwundete Soldaten und Schwestern während der Lazarettzeit (1914-1918) im Aufenthaltsraum.

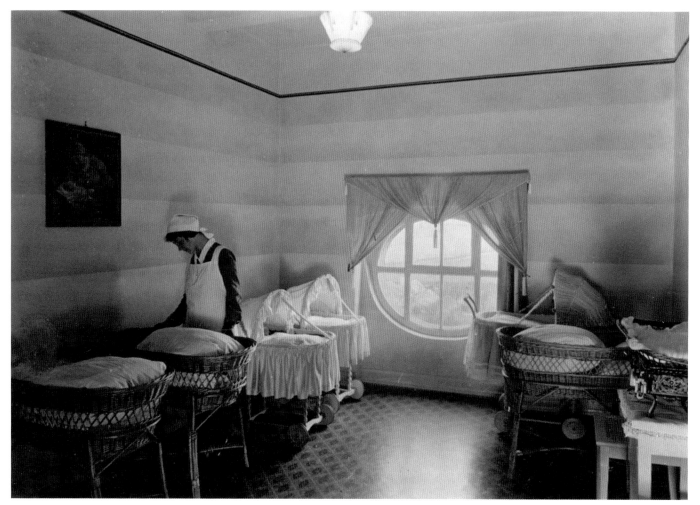

Säuglingszimmer (20er Jahre)

dem Ersten Weltkrieg noch bis 1925 Hauptquartier der französischen Besatzungstruppen.

Nach dem Ersten Weltkrieg nahm das Krankenhaus relativ zügig den normalen Krankenhausbetrieb auf. Die Bettenzahl schwankte zwischen 100 und 140 Patientenbetten.

Im Krankenhaus wurden zwei Hauptfachabteilungen eingerichtet: die Chirurgie und die Innere sowie die Entbindungsstation (seit 1922) und einer Kinderstation. Die Hauptfachabteilungen wurden mit einem Leitenden Chefarzt für Chirurgie und einem Leitenden Chefarzt für Innere Medizin angeführt, die jeweils ein bis zwei Assistenzärzte hatten. Die Chronik weist liebevoll und im Detail jeden Arztwechsel seit dem ersten Tag des Klinikbetriebes auf. Die Entbindungsstation wurde für einige Jahre nur kommissarisch von einem Gynäkologen geleitet, da sich zu der damaligen Zeit kein katholischer Gynäkologe in Bad Kreuznach niedergelassen hatte. Erst zum 1. April 1928 ließ sich ein katholischer Frauenarzt in Bad Kreuznach nieder und Dr. Gertz wurde daraufhin Belegarzt der Geburtsstation.

Die ersten Jahre des Krankenhausbetriebes zeigen noch die Wirren der Nachkriegszeit. Im Jahre 1919 wurden noch 412 Männer und 630 Frauen behandelt. Erst im Jahre 1920 und 1921 konnte das Franziska-Stift seine ursprüngliche Funktion als Frauenkrankenhaus realisieren. 1920 wurden 969 Frauen behandelt und 1921 1.102 Frauen. Ab 1922 tauchen zwar auch Männer in der Statistik auf, es handelt

Übersicht über Zahl der Krankenbetten, Patienten und Ärzte der ersten Jahrzehnte des Krankenhausbetriebes.

Anmerkung 1: „Männliche Patienten" zwischen 1922 und 1941 waren fast ausschließlich männliche Kinder.
Anmerkung 2: Belegungseinbruch im Zusammenhang und Wirtschaftskrise.

	Krankenbetten	Zahl der Ärzte	Patienten		Pflegetage
			Männlich[1]	Weiblich	
1919	100		412	630	29.394
1920	100		-	969	21.303
1921	110		-	1.102	23.922
1922	110		67	1.136	28.365
1923	127	5	55	901	21.328
1924	105	5	66	1.116	25.642
1925	130	5	129	1.446	33.640
1926	130	6	140	1.417	32.005
1927	130	6	130	1.414	31.478
1928	120	6	170	1.461	34.312
1929	130	7	139	1.496	37.439
1930	130	7	147	1.336	33.322
1931	125 + 15	6	74	1.095	26.289
1932	100 + 10	6	101	858	19.447[2]
1933	100 + 10	6	102	980	21.682
1934	100 + 10	6	119	1.117	22.814
1935	100 + 10	6	435	1.201	24.718
1936	100 + 10	6	167	1.184	23.292
1937	100 + 10	6	205	1.265	28.655
1938	100 + 10	6	175	1.377	32.258
1939	100 + 10	6	204	1.488	35.654
1940	120 + 20	5	266	1.871	44.736
1941	150 + 6	5	312	2.171	48.948

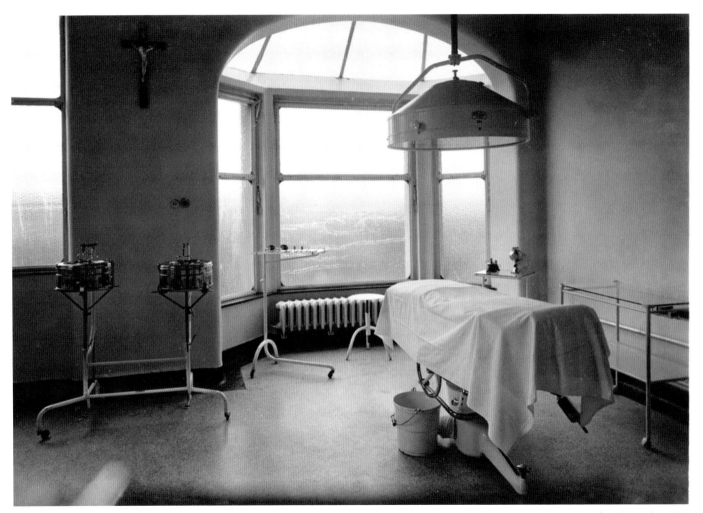

Operationssaal um 1915

sich aber ausschließlich um männliche Neugeborene und Kinder.

Die Belegungsstatistiken und Krankheitsstatistiken sind ein Zeitdokument zur Gesundheitssituation Anfang des 20. Jahrhunderts. In den ersten Krankenhausjahren wurden Patienten mit einem hohen Anteil von Infektionserkrankungen behandelt. Aus der Patientenchronik wird z.B. sehr detailliert berichtet, wie stolz die Schwestern waren, wenn sie wieder eine ganze Gruppe von Patienten mit Typhuser-

krankung genesen aus dem Krankenhaus entlassen konnten. Verglichen mit heutigen Diagnosestatistiken fällt nicht nur die damals sehr hohe Zahl von Infektionskrankheiten auf, sondern auch die sehr kleine Zahl von Herz-Kreislauf-Erkrankungen.

Während des Zweiten Weltkrieges stieg die Zahl der Pflegetage sprunghaft an. Im Jahre 1941 wies das St. Franziska-Stift 48.949 nach, bei einer Bettenzahl von 156 Krankenbetten. Trotz dieses Anstieges um 20.000 Pfle-

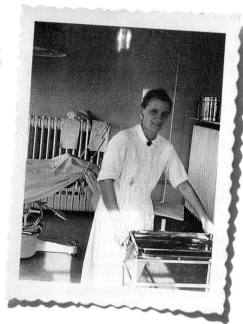

OP-Schwester (1942)

Krankheitsstatistik 01.01.1919 – 21.12.1932

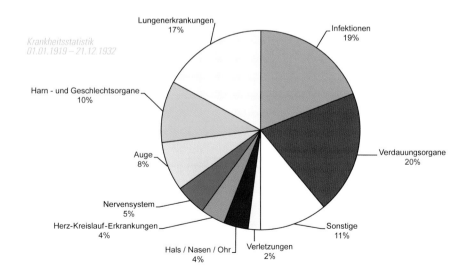

Lungenerkrankungen 17%
Infektionen 19%
Harn - und Geschlechtsorgane 10%
Verdauungsorgane 20%
Auge 8%
Nervensystem 5%
Herz-Kreislauf-Erkrankungen 4%
Hals / Nasen / Ohr 4%
Verletzungen 2%
Sonstige 11%

getage pro Jahr zu Beginn der 20er Jahre blieb die Zahl der Ärzte im Krankenhaus praktisch immer konstant (zwischen 5 und 7). Im Zweiten Weltkrieg war das St. Franziska-Stift wieder Militärlazarett.

Nach dem Krieg wurde ab 1946 wieder ein regulärer Krankenhausbetrieb aufgenommen mit 130 Planbetten und 5 Notbetten. Bis zum Ende der 50er Jahre waren acht Ärzte im St. Franziska-Stift tätig. Es wurden ca. 3.000 Patienten jährlich aufgenommen und die Jahrespflegetage betrugen ca. 45.000. In dieser Zeit entwickelte sich das St. Franziska-Stift mehr und mehr zu einer sehr beliebten Geburtsklinik. Die Zahl der Geburten stieg kontinuierlich an

Dr. Karl Albers
setzte neue Maßstäbe

Zwei Ärzte sind mit ihrem Wirken in die Geschichte des St. Franziska-Stiftes Bad Kreuznach in besonderer Weise eingegangen.

Dr. Georg Gebauhr führte als Leitender Arzt die gynäkologisch-geburtshilflichen Stationen des Franziska-Stiftes. Im Dezember 1944 erlitt er einen Herzinfarkt und verstarb im selben Monat nach zwanzigjähriger erfolgreicher Tätigkeit. Inmitten der Wirren des Zweiten Weltkrieges war das Ableben von Dr. Gebauhr nicht nur ein momentaner Verlust für das Krankenhaus, sondern es entstand damit auch ein ärztlicher Notstand.

Zeitgleich arbeitete Dr. Karl Albers als Privatassistent, Oberarzt und Dozent an der Universitäts-Frauenklinik in Frankfurt am Main. Durch gelegentliche Aushilfen bei Operationen war Dr. Karl Albers der Leitung des Franziska-Stiftes bekannt und somit als Nachfolger des verstorbenen Dr. Gebauhr mehr als erwünscht. Sehr widerwillig wurde der junge Arzt in

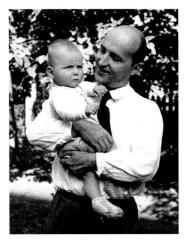

der Frankfurter Frauenklinik zum 1. Januar 1945 freigestellt, da auch dort kriegsbedingter Ärztemangel herrschte. Der Anfang in Bad Kreuznach geschah unter entsetzlichen Bombenangriffen, von denen auch das Franziska-Stift in Mitleidenschaft gezogen war. In der folgenden Nachkriegszeit verstand es Dr. Albers, sich nicht nur mit seinem ärztlichen Können einen Namen zu machen, sondern erwarb bei vielen Patienten und Kollegen große Beliebtheit. Unter seiner Leitung erblickten 17.300 Kinder das Licht der Welt. Dr. Karl Albers verstarb 1989.

und das St. Franziska-Stift wurde zu einem lokalen Markenzeichen für hervorragende Betreuung von Schwangeren. Sehr detailliert sind seit den ersten Krankenhaustagen nach dem Zweiten Weltkrieg die Geburtsstatistiken. Es wird als eine der allerersten Formen von qualitätssichernden Maßnahmen sehr genau festgehalten, ob, wie viele und wann Neugeborene verstarben.

In den 50er und 60er Jahren erfolgte ein kontinuierlicher Ausbau des Krankenhauses. Zu den Hauptfachabteilungen Chirurgie, Innere Medizin, Gynäkologie sowie der Geburtshilfe und der Kinderstation kamen als Belegstationen „Augen" und „HNO" hinzu. Geschlossen wurde 1970 die Kinderabteilung, 1971 die

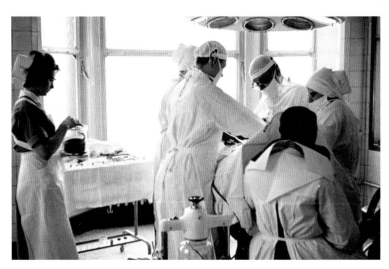

OP-Team (1964)

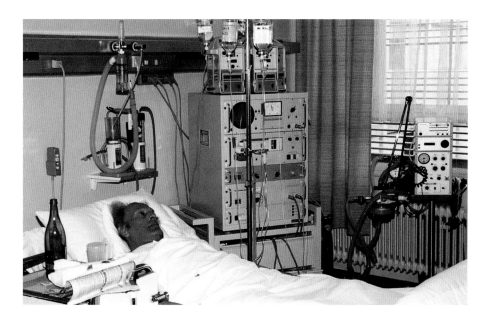

Intensivstation (1986)

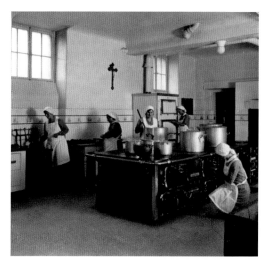

Alte Küche (1912)

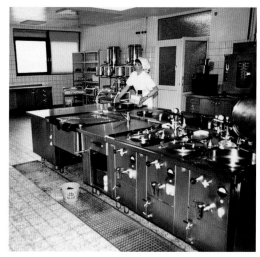

Neue Küche (1970)

Augenabteilung und 1978 die Hals-Nasen-Ohrenabteilung. 1970 wird ein neuer Wirtschaftstrakt fertig gestellt.

Zu Beginn des 20. Jahrhunderts bis in die 70er Jahre wurden Narkoseverfahren von den Operateuren, also den Chirurgen, unter Mithilfe der Krankenschwestern durchgeführt. Erst mit der Etablierung des neuen Faches Anästhesie wurden spezielle Fachärzte zur Durchführung von Narkosen eingestellt.
Im St. Franziska-Stift übernahm Frau Dr. Kuhn am 15. Mai 1976 die Leitung der Anästhesieabteilung als

neue Fachabteilung. Nach ihrem Ausscheiden 1982 wurden die Narkosen von Mitarbeitern der Abteilung für Anästhesie und Intensivmedizin der Kreuznacher Diakonie unter Leitung von Dr. W. Emmes durchgeführt.

In den 80er Jahren wurde die Abteilung für Innere Medizin kontinuierlich ausgebaut. 1983 hatte das St. Franziska-Stift 76 Betten der Inneren Medizin, 39 Betten der Chirurgie sowie 25 Betten der Gynäkologie und Geburtshilfe. Am 30. Juni 1985 wurden die chirurgische Abteilung und die Gynäkologie geschlossen und damit verbunden war die Auflösung des Operationssaales und der Entbindungsstation.

Nach dem 1. Juli 1985 wurde das St. Franziska-Stift ausschließlich als Fachkrankenhaus für Innere Medizin betrieben mit Intensivstation und der gesamten Breite damaliger endoskopischer, sonographischer und radiologischer Diagnosemöglichkeiten.

Nach der Entscheidung der Landesregierung Rheinland-Pfalz, das Krankenhaus St. Franziska-Stift aus dem Krankenhausbedarfsplan herauszunehmen, kam es in der Stadt Bad Kreuznach und in den Kirchengemeinden zwar zu lautstarken Protesten, aber die Schließung zum 30. September 1989 konnte nicht verhindert werden. Ein Handzettel als Begleitung einer großen Unterschriftenaktion fasst die Argumentation der damaligen Mitarbeiter des Krankenhauses zusammen:

Auszüge aus dem Flugblatt 1986

Auflösung des Krankenhauses ST. FRANZISKASTIFT
—— Warum eigentlich? ——

Öffentliche Feststellungen und Fragen der beiden Träger, der Katholischen Pfarrgemeinden Bad Kreuznach-St. Nikolaus und Bad Kreuznach-Hl. Kreuz, vertreten durch ihre Verwaltungsräte.

Für die Pfarrei St. Nikolaus, Bad Kreuznach:

Thomas Kopp, Pfarrer
1. Vorsitzender des Verwaltungsrates

Nikolaus Baumann
2. Vorsitzender des Verwaltungsrates

Für die Pfarrei Hl. Kreuz, Bad Kreuznach:

Gerd Rupp, Pfarrer
1. Vorsitzender des Verwaltungsrates

Theo Breivogel
2. Vorsitzender des Verwaltungsrates

Interview mit Dr. Klaus-Dieter Arras

Dr. med. Klaus-Dieter Arras, geboren am 30. September 1947, studierte in Saarbrücken, Homburg und Frankfurt Medizin. 1972 absolvierte er die Facharztausbildung zum Internisten im Stadtkrankenhaus Offenbach. Anschließend wurde er Oberarzt in Ingelheim und zum 1. April 1986 Oberarzt im St. Franziska-Stift. Ab 1. Januar 1987 war er der letzte Chefarzt im St. Franziska-Stift. Dr. Arras ist Zeitzeuge des Wandels des Franziska-Stiftes vom Fachkrankenhaus der Inneren Medizin hin zur Psychosomatischen Fachklinik.

Wie war die Arbeit vor über zwanzig Jahren im St. Franziska-Stift?

„Wir haben alle möglichen Krankheitsbilder der Inneren Medizin behandelt, zum Beispiel Herzschrittmacher gelegt. Wir hatten drei Stationen im Haus und etwa 85 bis 90 Betten, die stets zu 95 bis 100 % belegt waren. Das St. Franziska-Stift war sehr beliebt, unter anderem auch, weil wir technisch gut ausgerüstet waren. Wir führten alle möglichen Formen von Endoskopien durch."

Wie beschreiben Sie das Arbeitsklima im Krankenhaus?

„Die Atmosphäre war sehr persönlich und familiär, jeder kannte jeden. Man konnte sich auf jeden Einzelnen verlassen. Die Patienten standen ganz eindeutig im Mittelpunkt unserer Arbeit und die Schwestern und Ärzte konnten sich genug Zeit für jeden einzelnen Patienten mit seinen individuellen Bedürfnissen nehmen."

Wie ist Ihnen das als damaligem Chefarzt gelungen?

„Das war nicht unbedingt nur mein Verdienst. Bereits vor meiner Tätigkeit genoss das St. Franziska-Stift einen guten Ruf und war in Bad Kreuznach vielleicht sogar die erste Adresse. Unter anderem durch die beiden kirchlichen Träger war eine große Empathie zwischen dem Personal und dem Klientel vorhanden."

Was hat Sie bei der Schließung des Krankenhauses am meisten verbittert?

„Trotz zahlreicher vernünftiger Argumente wurde

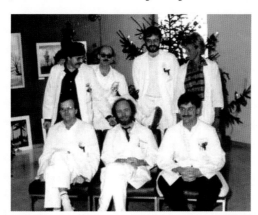

das Krankenhaus geschlossen. All unsere Darlegungen, beispielsweise, dass das Stift bis zum Schluss nie rote Zahlen schrieb und somit auch wirtschaftlich betrachtet sehr solide war, gingen an der Politik vorbei. Die beiden katholischen Pfarrgemeinden St. Nikolaus und Hl. Kreuz waren sehr kampfbereit, aber sonst sind die Stift-Mitarbeiter allein gelassen worden."

Nach der Schließung des St. Franziska-Krankenhauses haben Sie sich als Internist in Bad Kreuznach niedergelassen. Wie haben Sie diese Zeit empfunden?

„Ich hatte in Bad Kreuznach aufgrund meiner leitenden Position im Stift einen sehr guten Ruf als Internist, so dass die Praxis schnell recht gut lief und wir uns sozusagen kaum retten konnten vor Patienten."

Das Gebäude des Stiftes wird nun hundert Jahre alt und Sie sind im Ruhestand. Welchen „weisen" Rat können Sie den jetzigen Mitarbeitern des Franziska-Stiftes mit auf den Weg geben?

„Die Mitarbeiter sollten sich die Zeit nehmen, die die Patienten benötigen und verdienen. Es ist wichtig, ihnen ‚Liebe' entgegenbringen, wie es sicher auch im Sinne der kirchlichen Träger ist. Momentan gibt es leider viel zu viel drum herum, in Bezug auf übermäßigen Bürokratismus. Meines Erachtens sollte weniger Wert auf Codierungen und Zertifizierungen gelegt werden als auf den einzelnen Patienten, der im Mittelpunkt aller Bestrebungen steht."

Neustart als Psychosomatische Fachklinik

Auf Initiative von Bischof Dr. H. J. Spital schlossen die Kirchengemeinden Hl. Kreuz und St. Nikolaus 1988 einen Pachtvertrag mit dem ctt e.V. um nach der Schließung des Krankenhauses (30. September 1989) eine Neukonzeption auszuarbeiten, die Klinikumbauten und Modernisierungen durchzuführen und den neuen Klinikbetrieb zu führen.

Ende der 80er Jahre war bereits der kontinuierliche Anstieg von komplexen psychischen und psychosomatischen Störungen auffallend. Weder in der ambulanten Behandlung noch in den damals bestehenden (wenigen) psychosomatischen Krankenhäusern oder Abteilungen und auch nicht in den bis dahin bestehenden Psychosomatischen Rehabilitationskliniken konnte der Bedarf an Diagnostik, Behandlung oder Rehabilitation ausweichend gedeckt werden.

Erste Auswertungen von Krankheitsfolgekosten Ende der 80er Jahre legten nahe, dass die nicht rechtzeitig behandelten psychosomatischen und psychischen Störungen nicht nur für

den leidenden Patienten ein Problem sind, sondern auch für die Gesellschaft. Durch hohe Krankengeldkosten und erhöhte Ausgaben der Sozialversicherung (zum Beispiel durch frühzeitige Erwerbsunfähigkeit), verursachen diese Krankheitsbilder erhebliche Kosten im Gesundheitswesen. So lag es nahe, dass seitens der Landesministerien eine Umwandlung des Krankenhauses in eine Psychosomatische Fachklinik unterstützt wurde. Der ctt-Vorstand stützte sich bei der Etablierung auf ein Klinikkonzept von Prof. Dr. Dr. U. Koch, einem renommierten Rehabilitationsmediziner.

Zeitgleich wurde seitens des Sozialministeriums in Bonn ein Kooperationspartner gesucht, der in die Psychosomatische Rehabilitation eine systematische Evaluationsforschung einführte. Bischof Dr. H. J. Spital erhoffte sich mit der Etablierung einer guten psychosomatischen Rehabilitationsmedizin innovative Impulse und eventuell auch Ansätze zur Evaluation von Seelsorge. So entstand eine „win-win-Situation" und der Neustart des St. Franziska-Stiftes als moderne Rehabilitationsklinik wurde mit 36 Millionen DM durch die Bundesregierung und Landesregierung unterstützt.

Prof. Dr. Rüddel wurde im Mai 1991 mit

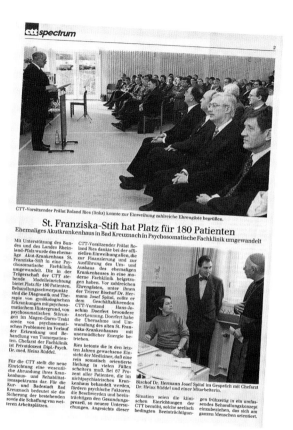

Auszug aus „Spectrum" zur Eröffnung der Fachklinik.

der Umsetzung und Realisierung des Konzeptes von Prof. Dr. Dr. U. Koch betraut und hatte im Sommer 1991 die abschließenden Umbauarbeiten mitzugestalten, die neuen Mitarbeiter auszuwählen und im Oktober 1991 den Klinikbetrieb zu starten. Bis zum Frühjahr 1991 dauerten die Umbauarbeiten an. Zum

1. März 1992 konnte der Vollbetrieb mit 180 stationären Behandlungsplätzen starten.

Die Psychosomatische Fachklinik hebt sich seit Anbeginn mit folgenden Besonderheiten von vergleichbaren Kliniken ab:

- Spezialisierung auf Patienten mit chronischen affektiven Störungen, Somatisierungsstörungen, Essstörungen und mit posttraumatischen Belastungsstörungen
- differenzielle Indikationseinstellung zur verhaltenstherapeutischen oder psychodynamischen Therapie
- systematische Evaluationsforschung

Das Konzept der Psychosomatischen Fachklinik:

In der Psychosomatischen Fachklinik St. Franziska-Stift Bad Kreuznach können erwachsene Patienten mit allen psychosomatischen und psychischen Störungen behandelt und rehabilitiert werden. Die Klinik ist besonders spezialisiert auf die Diagnostik und Rehabilitationsbehandlung bei folgenden Patientengruppen:

- Überforderungssyndrome
- Affektive Störungen (Depression, Angst und Panikstörung)
- Belastungsstörung nach Gewalterfahrungen, wie posttraumatische Belastungsstörungen und komplexe posttraumatische Störungen bis zur Persönlichkeitsstörung nach Extrembelastung
- Somatoforme Störungen, alle Formen von funktionellen Störungen, Fibromyalgie-Syndrom, Schmerzsyndrome, z. B. somatoforme Schmerzstörungen
- Tinnitus
- Essstörungen: Bulimie, Anorexie, Adipositas und Kombination dieser Störungen sowohl mit affektiven Störungen als auch mit Erkrankungen aus dem internistischen Bereich
- Psychosomatische Probleme im Verlauf der Erkrankung und der Behandlung von Tumorpatienten
- Gynäkologische Erkrankungen mit psychosomatischem Hintergrund
- Patienten mit psychosomatischen Problemen bei chronischen Krankheitsverläufen (Infektionen insbesondere in Kombination mit Interferon-Behandlung, Transplantationen, etc.)
- Patienten mit psychiatrischen Störungen in Remission einschl. Zwangserkrankungen

Die folgende Abbildung zeit die Verteilung der Hauptdiagnosen der Patienten aus den letzten drei Jahren.

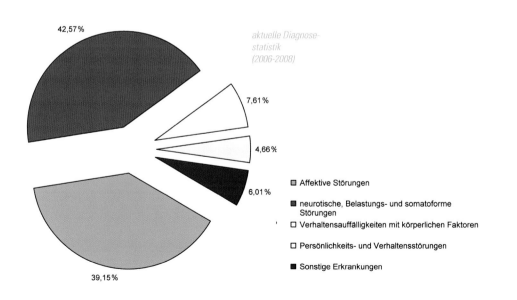

aktuelle Diagnosestatistik (2006-2008)

42,57 %
7,61 %
4,66 %
6,01 %
39,15 %

▨ Affektive Störungen

■ neurotische, Belastungs- und somatoforme Störungen

□ Verhaltensauffälligkeiten mit körperlichen Faktoren

□ Persönlichkeits- und Verhaltensstörungen

■ Sonstige Erkrankungen

Werden Haupt- und Nebendiagnosen analysiert, so führen bei 50 % der Patienten affektive Störungen (Depression, Angsterkrankungen, Anpassungsstörung), bei 18 % Adipositas, bei 15 % somatoforme Störungen, 9 % Persönlichkeitsstörungen und 8 % der dekompensierte Tinnitus).

Nach initialer Prüfung der Rehabilitationsmotivation und Abklärung der differenziellen Indikation erfolgt die Rehabilitation entweder auf einer verhaltensmedizinischen Station oder auf einer der psychodynamisch arbeitenden Stationen.

Auf den Behandlungsstationen sind unterschiedliche Arbeitsschwerpunkte gebildet (z. B. Essstörungen, affektive Störungen etc). Auf allen Stationen bilden die Patienten eine Stationsgemeinschaft. Jeder Patient wird von seinem Bezugstherapeuten durch die psychosomatische Rehabilitation geführt. Die Rehabilitation wird entweder vollstationär oder teilstationär (ganztägig ambulant) durchgeführt.

Die Rehabilitation bei psychosomatischen und psychischen Störungen setzt voraus, dass Rehabilitationsbedürftigkeit und Rehabilitationsfähigkeit bestehen, eine positive Rehabilitationsprognose gestellt werden kann und die individuellen Voraussetzungen zur Aufnahme in der Klinik erfüllt sind. Die Kostenübernahmeerklärung durch Krankenkasse oder Rentenversicherungsträger muss vorliegen. Aufgenommen werden erwachsene Patienten. In Ausnahmefällen werden essgestörte Frauen und traumatisierte Frauen bereits ab 17 Jahren mit Ein-

verständnis der Sorgeberechtigten und der Kostenträger aufgenommen. Für 18 Patienten ist auch die Aufnahme zusammen mit Kindern im Alter zwischen 3 und 6 Jahren als Begleitperson möglich.
Patienten mit Wunsch nach einer gezielten Aufnahme ins St. Franziska-Stift, Patienten unserer Kooperationspartner und Patienten aus dem regionalen Umfeld werden bevorzugt aufgenommen.

Eine Aufnahme ist nicht möglich bei Patienten mit Drogen- und Alkoholabhängigkeit sowie bei Patienten mit akuter Selbstgefährdung, Patienten mit hirnorganischen Störungen oder akuten psychotischen Beeinträchtigungen. Eine Rehabilitationsbehandlung ist des Weiteren nicht möglich bei mangelnder Sprachkompetenz, fehlender Teilnahmemöglichkeit an den Gruppen und bei ausgeprägter Pflegebedürftigkeit.

Rehabilitationsdiagnostik

Die initiale Diagnostik stützt sich auf die Vorgaben des ICD 10 (Internationale Klassifikation der Erkrankungen) und des rehabilitationsspezifischen Klassifikationssystems der ICF (Internationale Klassifikation der Funktionsstörungen).

In der psychosomatischen Rehabilitation geht es vor allem darum, Schädigungen und Funktionsstörungen mit den Auswirkungen auf Fähigkeitsstörungen zu analysieren und die daraus resultierenden

Beeinträchtigungen zu verbessern. Schädigungen und Funktionsstörungen sind vor allem in folgenden Bereichen von Bedeutung:

- Dimensionen der Persönlichkeit (z. B. mangelnde psychische Stabilität, gestörtes Vertrauen)
- emotionale Funktionen (Störung der affektiven Kontrolle, depressive Verstimmung)
- Funktionen der psychischen Energie und des Antriebs (z. B. mangelnde Impulskontrolle)
- Funktionen der Selbstwahrnehmung (Körperbildstörungen, mangelnde Selbstakzeptanz)
- höhere kognitive Leistungen (z.B. Störung des Einsichtsvermögens, Störung des Zeitmanagements)
- Denkfunktion (z. B. Zwangsgedanken, Aufmerksamkeitsfunktion und Konzentrationsstörungen)
- Körperfunktion (z. B. als Somatisierungsstörung oder als primäre somatische Störung)
- Schlaffunktionen (z. B. gestörter Schlafrhythmus)
- Psychomotorische Funktionen

Infolge dieser Schädigungen oder Funktionsstörungen können Fähigkeitsstörungen auftreten. Diese betreffen insbesondere folgende Bereiche:

- alltägliches Verhalten (z. B. in Familie, Beruf und Freizeit)
- psychische Belastbarkeit (z. B. Schwierigkeiten im Umgang mit Anforderungen des Alltags)
- interpersonelle Beziehungen in der Interaktion
- Problemlösefähigkeit und Entscheidungsfindung

- Umstellung (z. B. auf neue Berufssituation)
- Krankheitsbewältigung

Als Konsequenz dieser Schädigungen bzw. Funktionsstörungen und/oder Fähigkeitsstörung können Beeinträchtigungen auftreten in folgenden Bereichen:

- der physischen Unabhängigkeit
- der psychischen Unabhängigkeit
- in der sozialen Integration / Reintegration
- in der wirtschaftlichen Eigenständigkeit

Diese Ebenen sind nicht unabhängig voneinander, sondern stehen entsprechend dem bio-psycho-sozialen Krankheitsmodell in einer komplexen Wechselbeziehung. Dabei hängen Art und Ausmaß der aus den Schädigungen und Funktionsstörungen resultierenden Beeinträchtigungen vom Verarbeitungsprozess ab.

Dieser wiederum wird durch unterschiedlich wirkende Kontextfaktoren beeinflusst. Relevante Kontextfaktoren bei psychosomatischen und psychischen Erkrankungen sind:

- persönliche Unterstützung, Beziehungen
- individuelle Arbeitssituation
- Zugang und Nutzung sozialer Einrichtungen, soziale Absicherung
- sozio-kulturelle Strukturen (z. B. Familie, Gemeinschaften)

- natürliche Umwelt
- persönliche Umwelt
- Einstellung und Wertesysteme (z. B. Religiosität)

Kontextfaktoren können einen günstigen Einfluss auf Schädigungen, Funktionsstörungen oder Beeinträchtigungen haben und sich somit positiv auf den Rehabilitationsverlauf auswirken. Daher gilt es, diese möglichst früh zu erkennen und ihre rehabilitationsfördernde Wirkung zu nutzen (Ressourcen-Konzept der Rehabilitation). Sie können andererseits aber auch einen nachteiligen negativen Effekt auf Schädigungen, Funktionsstörungen oder Beeinträchtigungen haben und Gesundheits- oder Krankheitsrisiken darstellen. Diese negativen Effekte gilt es besonders zu verändern.

Vor diesem Hintergrund sind auch etablierte Risikokonzepte wie Nikotin- und Alkoholmissbrauch oder Übergewicht zu sehen.

Die initiale Diagnostik wird entweder bereits durch zuweisende Kolleginnen und Kollegen erarbeitet und zur Verfügung gestellt oder in einem ambulanten Vorgespräch erhoben oder sie wird in den ersten Tagen der Rehabilitationsmaßnahme in der Klinik erarbeitet.

Die Aufgabe einer angemessenen Rehabilitationsdiagnostik besteht darin, eine exakte Klassifizierung nach ICD 10 - Kriterien und eine Quantifizierung des Beeinträchtigungsschweregrades (z. B. nach BSS von Schepank) vorzunehmen sowie die funktionellen Einschränkungen in den verschiedenen Ebenen und die Überwindungspotentiale des Patienten zu beschreiben, die Einflussfaktoren und die Wechselwirkung zu analysieren und diese Information für eine Rehabilitationsplanung zu nutzen. Die Befunde der Vorfelddiagnostik werden berücksichtigt.

Rehabilitationsplan

Auf der Grundlage der Diagnostik wird für jeden Patienten ein individueller Behandlungsplan erstellt und individuelle Rehabilitationsziele (auch ggf. Teilziele) werden definiert. Der Rehabilitationsplan wird ggf. dem tatsächlichen Behandlungsverlauf angepasst. Der Rehabilitationsplan wird mit dem Patienten abgesprochen und gegebenenfalls in der Zwischenbilanz (meist nach 3 Wochen) modifiziert. Die Teilnahme an den jeweiligen Therapiemodulen wird dokumentiert und im Entlassungsbericht aufgelistet.
Die Rehabilitationsplanung und die Koordination der einzelnen Behandlungselemente erfolgt auf der jeweiligen Therapiestation durch das interdisziplinäre Therapeutenteam unter Verantwortung des Stationsleiters und unter der Gesamtverantwortung des leitenden Arztes, in Abstimmung mit dem Patienten.

Behandlungselemente

Die wesentlichen Behandlungselemente der Rehabilitationsbehandlung im St. Franziska-Stift sind:

Behandlungs- und Reha-Führung durch den Bezugstherapeuten

- Psychotherapie: Gruppentherapie und Einzelgespräche
- medikamentöse Therapie
- sozialtherapeutische Betreuung, Sozialberatung sowie Hilfestellung zur Reintegration in Alltag und Beruf, insbesondere Einleitung und Fallbegleitung bei einer stufenweisen Wiedereingliederung, arbeitsbezogener Trainingsmaßnahmen und Training alltäglicher Fertigkeiten.
- Ergotherapie und Gestaltungstherapie/Kreativtherapie
- Sport- und Bewegungstherapie
- Physiotherapie
- Entspannungsverfahren
- Ernährungsberatung
- Gesundheitsbildung
- Beratungen hinsichtlich weiterführender Maßnahmen und Nachsorge (z. B. Nachsorgeprogramm oder ambulante Psychotherapie) u. a. Anregung von Leistungen zur Teilhabe am Arbeitsleben (LTA)
- sozialmedizinische Beurteilung zum Ende der Rehabilitationsbehandlung.

Differenzielle Indikationsstellung

Aufgrund eines über 12 Jahre entwickelten Algorhythmus konnte gezeigt werden, dass in der Psychosomatischen Fachklinik St. Franziska-Stift bei durchgeführter differenzieller Indikation die Rehabilitationsbehandlung sowohl auf den verhaltensmedizinischen Stationen als auch auf den psychodynamischen Stationen zu guten Rehabilitationsergebnissen führt, die über 1 und 3 Jahre stabil bleiben.

Folgende Grundsätze für eine Zuteilung stellen wesentliche Kriterien der diffe-

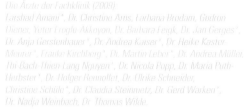

Die Ärzte der Fachklinik (2009):
Farshad Amani*, Dr. Christine Arns, Farhana Brodam, Gudrun Diener, Yeter Eroglu-Akkoyun, Dr. Barbara Feigk, Dr. Jan Genges*, Dr. Anja Gerstenhauer*, Dr. Andrea Kaiser*, Dr. Heike Kaster-Meurer*, Frauke Kirchberg*, Dr. Martin Leber*, Dr. Andrea Müller, Thi-Bach-Thuen-Lang-Nguyen*, Dr. Nicola Popp, Dr. Maria Prith-Herbster*, Dr. Holger Rennadlet, Dr. Ulrike Schneider, Christine Schüle*, Dr. Claudia Steinmetz, Dr. Gerd Warken*, Dr. Nadja Weinbach, Dr. Thomas Wilde.

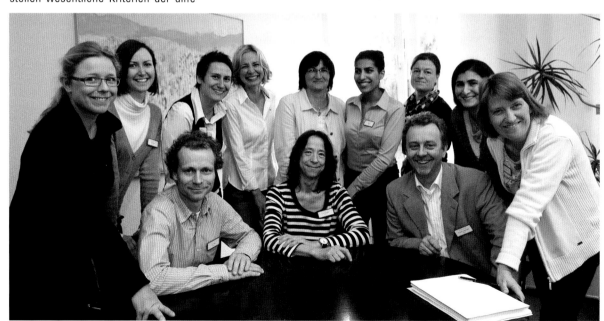

renziellen Indikation dar: Sollte aufgrund der Vorstellung des vorbehandelnden Therapeuten, aufgrund des Patientenwunsches sowie aufgrund der differenziellen Indikationsstellung in der Exploration eine symptomorientierte Überwindung von Störungen sowie die Bewältigung von chronischen Erkrankungen im Vordergrund stehen, so wird der Patient zur Rehabilitation auf einer der verhaltensmedizinischen Stationen aufgenommen. Sollten Funktionseinschränkungen und Störungen auf dem Hintergrund von Konflikten und Beziehungsproblemen sowie auf dem Hintergrund von Identitätsstörungen gesehen werden, so haben sich psychodynamische Behandlungsmethoden bewährt und der Patient wird auf eine psychodynamisch arbeitende Station aufgenommen.

Ein besonderes Behandlungssetting ist auf einzelnen Stationen für folgende Patientengruppen geschaffen:
• Patienten mit sehr niedrigem Körpergewicht (BMI unter 15 kg/m²), chronifizierter und ausgeprägter Anorexia nervosa und Bulimie
• Patienten mit Adipositas III°
• Patienten mit ausgeprägter Belastungsstörung nach Gewalterfahrung und Persönlichkeitsstörungen
• Patienten mit ausgeprägten Störungen aus dem psychiatrischen Bereich
• Patienten mit ausgeprägter Comorbidität von internistischen Störungen, Patienten mit ausgeprägter Somatisierungsstörung oder chronischem Schmerzsyndrom
• Patienten mit chronisch komplexem Tinnitus

Die differenzielle Indikationsstellung erfolgt entweder aus Aktenlage oder aufgrund von ambulanten Vorgesprächen und bei ca. 20 % der aufgenommenen Patienten in einem Aufnahmegespräch mit dem leitenden Arzt am Aufnahmetag.

Auf jeder Behandlungsstation nimmt der Patient an allen Basistherapien teil sowie an indizierten speziellen Therapien, die auf den verhaltenstherapeutischen Stationen sehr unterschiedlich zu den psychodynamischen Stationen sind. Außerdem soll die körperliche Fitness verbessert werden, Körperwahrnehmung und Kreativität optimiert werden.

Basistherapie:

• **Morgenrunde und Stationsgruppe**
Die tägliche Morgenrunde und die einmal wöchentlich stattfindende Stationsgruppe aller Patienten der Station dient der alltagsbezogenen Regelung praktischer Angelegenheiten der Stationsgemeinschaft und der Vorbereitung der von den Patienten in Eigenverantwortung durchgeführten Stationsaktivität sowie zur Begrüßung der neuen Mitpatienten. Außerdem können und sollen hier Besonderheiten des Zusammenlebens, Konflikte in alltäglichen Interaktionen und Probleme der Beziehungsgestaltung des einzelnen Patienten in der Stationsgemeinschaft besprochen werden. Morgenrunde und Stations-

gruppe haben auch die Funktion einer Pflegevisite, um Notwendigkeiten medizinischer und pflegerischer Versorgung sicherzustellen.

• **Stationsaktivität**
Die einmal wöchentlich stattfindende Stationsaktivität wird von den Patienten eigenverantwortlich durchgeführt. Diese Veranstaltungen dienen dazu, die Interaktion in der Stationsgemeinschaft zu fördern und alltägliche für den einzelnen Patienten typische interpersonelle Konstellationen entstehen zu lassen.

• **Stationssport**
Der einmal pro Woche stattfindende Sport aller Patienten der Station soll diesen Gelegenheit bieten, sich entsprechend ihrem Leistungsvermögen an einer allen Patienten möglichen körperlichen Aktivität zu beteiligen, um das körperliche Wohlbefinden zu verbessern. Gleichzeitig soll die Möglichkeit geschaffen werden, dass in der spontanen motorischen Interaktion bedeutsame Interaktionsformen und affektive Zustände sich einstellen und vom Patienten bei sich und anderen wahrgenommen werden können.

• **Entspannungstherapie**
Mit der progressiven Muskel-Relaxation oder dem autogenen Training lernen die Patienten ein Entspannungsverfahren, das ihnen eine basale körperliche Ruhe vermitteln und Möglichkeiten der aktiven Einwirkung auf körperliche Erregung geben soll.

In einem psychosomatischen Zusammenhang können die Patienten damit selbst zu einem Zustand psychischer Entspanntheit beitragen und das Gefühl der Verfügung über ihren eigenen Körper wenigstens ansatzweise wiederbekommen. Sie lernen auch aus der unmittelbaren Erfahrung Wechselwirkungen von körperlicher und seelischer Verfassung kennen.

• ärztliche Betreuung

In der ärztlichen Visite oder der medizinischen Sprechstunde wird auf Veranlassung des Arztes oder auf Initiative des Patienten die medizinische Diagnostik oder Behandlung des Patienten durchgeführt.

• Pflegekontakte

Spontane oder geplante Gespräche der Pflegekräfte mit einzelnen Patienten dienen der Regelung von praktischen Angelegenheiten, der Besprechung der Befindlichkeit, der Stützung bei Belastungen, der Hilfe in Krisensituationen oder der Strukturierung von Aktivitäten oder des Tagesablaufs. Kurzkontakte gibt es auch im Zusammenhang mit pflegerischen Maßnahmen, Medikamentenausgabe oder mit Überwachungs- und Organisationsaufgaben.

Psychotherapie

Der Patient hat regelmäßige Einzelgespräche mit seinem Psychotherapeuten, im allgemeinen einmal pro Woche. Zusätzlich zu den die Behandlung strukturierenden Gesprächen, Aufnahmegespräch, Therapiezielgespräch, Zwischenbilanzgespräch und Entlassungsgespräch, finden vom Patienten initiiert oder vom Psychotherapeuten

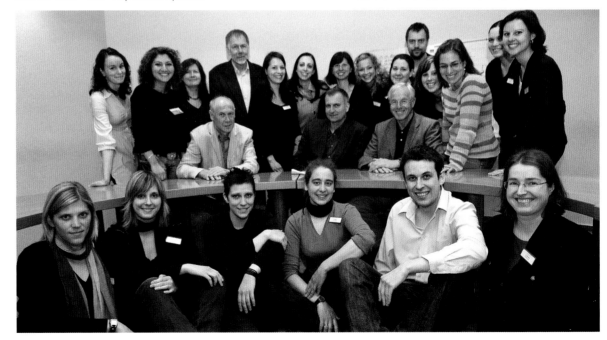

Die Psychologischen Psychotherapeuten der Fachklinik (2009): Claudia Appel, Marion Bickmann, Dorothee De Mülder*, Sebastian Domann, Silke Flore, Eva Katrin Hans, Josephine Hegewald, Sara Helming, Christine Jost, Ralph Jürgensen*, Birte Keck, Nadine Kley, Anna Lilienfeld-Toal, Dr. Elmar Mans, Bärbel Maul, Eva Mohnke, Prof. Dr. Sebastian Murken, Dr. Lutz Mussgay, Anja Oesterhelt-Wilde, Alexander Reichardt, Nehir Sahin, Sonja Schauß, Corinna Schroth, Petra Stadtfeld-Oertel*, Kristine Tausch, Dr. Gerhard Terporten, Heike Wild.

veranlasst Einzelgespräche zur Ergänzung der Gruppentherapie, zur Bewältigung von Krisen- und Belastungssituationen oder zur Klärung bestimmter Fragen statt.

In der stationären und teilstationären (ganztätig ambulanten) Rehabilitationsbehandlung kommt der Psychotherapie in der Gruppe zentrale Bedeutung zu.

Auf den psychodynamischen Stationen ist ein psychoanalytisches Gruppentherapiekonzept realisiert, ergänzt durch psychoedukative symptomorientierte Gruppeninterventionen. Auf den verhaltenstherapeutischen Stationen erfolgt eine symptomorientierte Gruppentherapie nach manualisierten Vorgaben und ein soziales Kompetenztraining in den „Basistherapiegruppen". Der Patient nimmt an 3 bis 6 Stunden bzw. Doppelstunden Gruppenpsychotherapie pro Woche teil. Da die Patienten 4 bis 6 Wochen in der Klinik verbleiben, erfolgt zusätzlich zu der Einzelbetreuung einen Gruppentherapie mit 15 bis 30 Terminen.

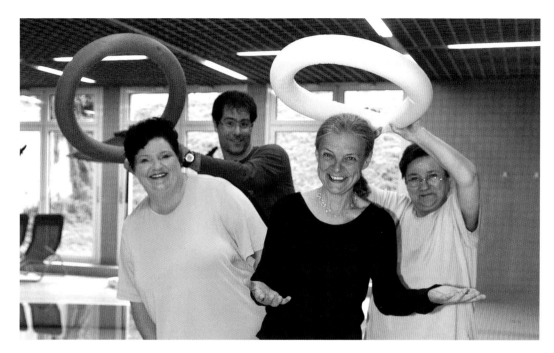

Sport- und Bewegungstherapeuten (2009): Christian Bredel, Monika Gundlach, Christel Schüssler, Silvia Schmitt*, Rainer Stock*, Christiane Süß

Sport- und Bewegungstherapie und Krankengymnastik

Eine gute körperliche Fitness ist ein unspezifisches aber sehr wirksames Element für die Überwindung aller Gesundheitsstörungen, auch der psychosomatischen Erkrankungen. Daher werden die Patienten zur Teilnahme am Ausdauertraining oder an der Frühgymnastik, der Rückenschule, Wassergymnastik, Walking, medizinischer Trainingstherapie eingeladen. Bei speziellen Störungen des Stütz- und Bewegungssystems ist krankengymnastische Behandlung notwendig. Eine Verbesserung der Körperhaltung, der körperlichen Bewegungen und des Körperausdrucks wird mit der konzentrativen Bewegungstherapie oder dem Bewegungstraining nach M. Feldenkrais erreicht.

Sozialberatung und Förderung von berufsbezogenen Fähigkeiten

Aufgaben der Sozialarbeit sind Erfahrungs- und Trainingsmöglichkeiten anzubieten, die der Auflösung eines gesundheitsgefährdenden sozio-psycho-somatischen Zirkels dienen können. Die Erarbeitung von Alternativen der sozialen Lebensgestaltung und konkrete Hilfen bei der Lösung psychosozialer Probleme, insbesondere arbeitsbezogener, ist ein wichtiger Schwerpunkt der psychosomatischen Rehabilitation bei vielen Patienten. Dabei ergeben sich vorwiegend folgende Themenbereiche für die Sozialberatung:

- Defizite und Problembereiche im Arbeits- und Berufsleben:
  Konflikte am Arbeitsplatz mit Vorgesetzten und Kollegen, Überlastung durch die Arbeit, Unzufriedenheit mit der Tätigkeit, nachlassende Arbeitskraft, eingeschränkte Leistungsfähigkeit, längere Arbeitsunfähigkeit, Verlust des Arbeitsplatzes, Rentenfragen, berufliche Rehabilitation etc.
- sozialrechtliche und wirtschaftliche Angelegenheiten, wie finanzielle Schwierigkeiten, Umsetzung sozialrechtlicher Ansprüche wie z. B. Übergangsgeld, Wohngeld, Sozialhilfe, wirtschaftliche Haushaltsführung, Schulden
- familiäre Angelegenheiten, z. B. Scheidungs- und Sorgerechtsfragen, häusliche Pflegefälle, Wohnungsprobleme

Zusätzlich zur Einzelberatung realisieren die Sozialarbeiter bei entsprechender Indikation Arbeits- und berufliche Belastungserprobungen in Betrieben der Stadt Bad Kreuznach. Sie bieten Informations- und Trainingsgruppen zu folgenden Themenschwerpunkten an:

- Konflikte am Arbeitsplatz
- berufliche Neuorientierung und Wiedereinstieg

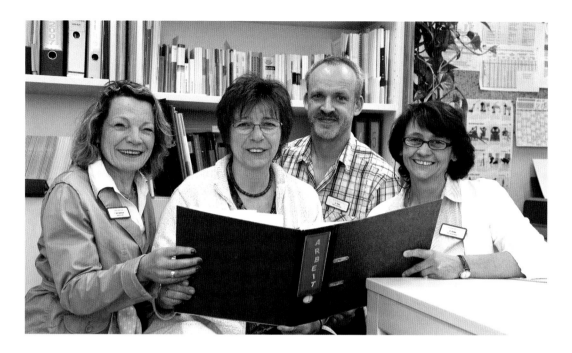

Sozialarbeiter (2009): Eleonore Anton, Ulrich Metz, Andrea Meures, Inge Schätzchel.

ins Berufsleben einschließlich Fallbegleitung
- Leben mit langer Arbeitslosigkeit

Ergotherapie

In der Ergotherapie werden spezielle Fertigkeiten trainiert, die wichtig für eine erfolgreiche Arbeitstätigkeit sind. Insbesondere eine mangelnde Ausdauer und die häufig geringe Motivation zur konsequenten Reduktion von Funktionseinschränkungen müssen im ergotherapeutischen Arbeiten beobachtet und überwunden werden.

Ergotherapeutisches Arbeiten setzt daher eine enge Integration des Ergotherapeuten in das multiprofessionelle Rehabilitationsteam voraus. Die Ergotherapie wird primär durch den Ergotherapeuten durchgeführt, auf einzelnen Stationen aber auch durch spezielle Pflegetätigkeit ergänzt

Die ausdruckszentrierte Ergotherapie und Gestaltungstherapie bietet die Möglichkeit, über nonverbale, gefühlsgesteuerte und phantasiebezogene Ausdrucksformen in Farben und Formen Konstellationen des Seelenlebens, intrapsychische Konflikte und besonders das Gefühlsleben im Kontext der gegenwärtigen Situation und lebensgeschichtlicher Erlebnisse unmittelbar erfahrbar zu machen. Diese Erfahrungen, Erinnerungen und Wahrnehmungen aus dem wesentlich unbewussten oder vorbewussten, vorsprachlichen Bereich können dann in den Besprechungen sprachlich gefasst, reflektiert und sinnstiftend integriert werden.

Ernährungsberatung

Ziel der Ernährungsberatung ist die Umsetzung einer gesunden, ausgewogenen, bedarfsgerechten Ernährung für spezielle Patientengruppen. Eingeschlossen ist dabei die Verabreichung von Diäten und die Erhöhung diätetischer Compliance. Die Indikation für eine gezielte Ernährungsberatung besteht bei einer Vielzahl von Erkrankungen, insbesondere bei Essstörungen, chronisch entzündlichen Darmerkrankungen, allergischen Störungen, Diabetes mellitus usw.

Die Ernährungsberatung geschieht entweder in Form von Einzelberatung oder Gruppenberatung (z. B. Cholesterinschulungsgruppe).

In der Einzelberatung ist es oft erforderlich, ein Ernährungsprotokoll systematisch zu erheben und einen quantitativ und qualitativ exakt definierten Diätplan

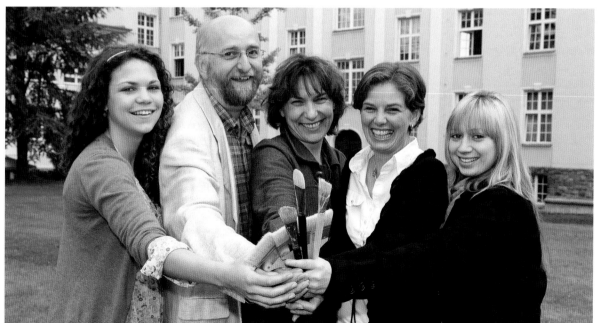

Ergo- und Gestaltungstherapeuten (2009):
Thomas Hochhaus, Nicol Wessa, Pia Zimmermann, Melanie Weitzel, Svenja Westerworth

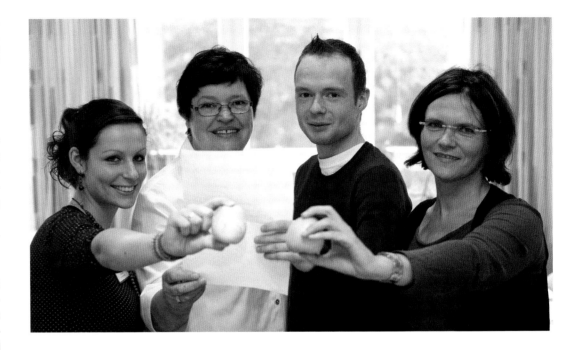

zu erstellen. Des Weiteren ist eine Beratung, die Interpretation des Diätprotokolls und das Hinweisen auf Optimierung von Einkaufsverhalten etc. erforderlich. Systematisch wird in der Ernährungsberatung die Zuverlässigkeit der Patientenangaben überprüft.

Die Ernährungsberatung erfolgt durch Oecotrophologen.

Die Ernährungsberater stehen in engem Austausch mit der Diätassistentin und dem Chefkoch, um Anweisungen für die Erstellung von Spezialdiäten zu koordinieren. Die Ernährungsberater führen außerdem Informationsveranstaltungen durch und stehen sowohl Patienten als auch Mitarbeitern der Behandlungsstationen in diätetischen Fragen und für die Erstellung von Spezialdiäten zur Seite.

Gesundheitstraining

Eine umfassende Gesundheitsbildung und ein Gesundheitstraining ist verpflichtender Bestandteil einer modernen Rehabilitationsbehandlung. Dies erfolgt teambezogen auf den einzelnen Stationen und stationsübergreifend durch psychoedukative

Gruppen (optimale Bewegung, gesunde Ernährung, Risikofaktorenmodifikation, Vorsorgeuntersuchungen, Probleme in besonderen Lebensphasen etc).

Evaluation der Rehabilitationsbehandlung

Die Konzepte der im St. Franziska-Stift durchgeführten Rehabilitationsbehandlung werden kontinuierlich evaluiert und gegebenenfalls modifiziert. Die jeweils aktuelle Version ist über die Homepage der Klinik www.franziska-stift.de einsehbar. Sie basieren u. a. auf den Vorgaben der Deutschen Rentenversicherung (BAR 2004) und auf den Empfehlungen von Fachgesellschaften (Paar & Rüddel 2009). Die Evaluationsergebnisse werden systematisch veröffentlicht und sind im jährlichen Qualitätsbericht nachzulesen (siehe auch Beitrag von Dr. L. Mussgay in diesem Buch).

Forschung

Neben der klinischen Patientenversorgung ist die psychosomatische Fachklinik ein Ort von Forschungsaktivitäten. Kleinere Forschungsvorhaben werden durch Diplomanden und Doktoranden durchgeführt (pro Jahr im Durchschnitt zwei abgeschlossene Diplomarbeiten und drei abgeschlossene Promotionsprojekte). Größere Forschungsvorhaben werden durch die Deutsche Forschungsgemeinschaft, die Volkswagenstiftung, durch das Forschungsministerium des Bundes und durch Rentenversiche-

Sekretariat und Medizinischer Schreibdienst (2009): Silvia Laarmann, Manuela Brück, Regina Fuchs, Carolin Hippert, Bettina Griep*

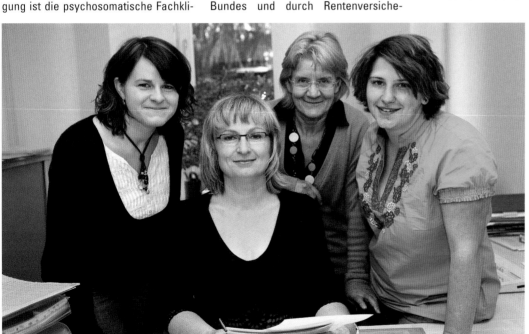

rungsträger unterstützt. Die Forschung am Franziska-Stift hat drei Schwerpunkte:

- religionspsychologische Forschung unter Leitung von Prof. Dr. S. Murken
- Stressforschung und Untersuchungen zur autonomen Regulation unter Leitung von Dr. L. Mussgay
- Forschung zur Wirksamkeit von Psychotherapie und Rehabilitation unter Leitung von Prof. Dr. H. Rüddel

Das St. Franziska-Stift Bad Kreuznach ist als Forschungsstätte Teil des Forschungszentrums für Psychosomatik und Psychologie (FPP) der Universität Trier und somit eine Außenstelle der Universität Trier. Enge Forschungskooperationen bestehen national mit den Universitäten Mainz, Bonn, Marburg, Leipzig, Freiburg und Hamburg und international mit den Universitäten in Bern, Utrecht, Miami und San Diego.

Aus- und Fortbildung:

Die Klinik bildet Ärzte zu Fachärzten im Gebiet der Psychosomatischen Medizin und Psychotherapie oder nur Zusatzbezeichnung Psychotherapie weiter, ermöglicht Krankenschwestern eine Fortbildung zur Fachschwester Psychosomatische Medizin und ist seit 1999 eine staatlich anerkannte Ausbildungsstätte, um Diplom-Psychologen zum approbierten psychologischen Psychotherapeuten auszubilden. Alle drei Jahre starten zwölf Diplom-Psychologen die dreijährige Vollzeitsausbildung. Alle jüngeren Kolleginnen und Kollegen bestanden bisher die Approbationsprüfungen mit guten und sehr guten Noten in minimaler Zeit. Außerdem werden Auszubildende im kaufmännischem Bereich angestellt.

Religionspsychologische Forschung an der Psychosomatischen Fachklinik St. Franziska-Stift

Im April 1998 gründete der seit 1992 am St. Franziska-Stift tätige Religionswissenschaftler und Psychologische Psychotherapeut Sebastian Murken innerhalb des Forschungszentrums für Psychobiologie und Psychosomatik der Universität Trier die wissenschaftliche Arbeitsgruppe Religionspsychologie mit Sitz im St. Franziska-Stift. Das St. Franziska-Stift ist seither eine Außenstelle der Universität Trier mit einer eigenständigen Spezialbibliothek zum Thema Religionspsychologie.

Ziel der Arbeitsgruppe ist es, die wissenschaftliche Erforschung religiöser Gegenwartsphänomene in Deutschland durch die religionspsychologische Perspektive zu bereichern. Durch ihre Tätigkeit will sie auf die Bedeutsamkeit von Religion, Religiosität und Spiritualität für das menschliche Erleben und Verhalten hinweisen und zu einem besseren und differenzierteren Verständnis religiöser Phänomene beitragen. Die gewonnenen Erkenntnisse will die Arbeitsgruppe für die Öffentlichkeit und Fachwelt zugänglich und verständlich machen.

Inhaltlich umfasst die wissenschaftliche Erfor-

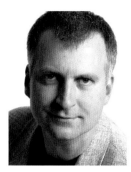

Prof. Dr. Sebastian Murken

schung verschiedenste psychologische Aspekte gegenwärtiger Religiosität sowie die Erarbeitung grundlegender Konzepte zur Bedeutung von Religiosität für Kognition, Emotion und Verhalten. Von besonderem Interesse sind dabei auch Fragen mit praktischer Relevanz, u. a. Fragen der klinischen Religionspsychologie, wie z. B. die Erforschung der Bedeutung von Religiosität für Gesundheit und Krankheit, die für Gesundheitspsychologie und Psychotherapie von Bedeutung sind.

Der Leiter der Arbeitsgruppe, Sebastian Murken, ist dem St. Franziska-Stift seit 1992, dem Beginn seiner Anstellung, verbunden und hat hier neben seiner klinischen Arbeit und therapeutischen Qualifikation religionspsychologische Forschung und Lehre entwickelt. Nach Promotion (1997) und Habilitation (2005) führte dies 2008 zur Ernennung zum Honorarprofessor im Fachgebiet Religionswissenschaft an der Philipps-Universität Marburg. Sebastian Murken lehrte in den letzten Jahren an Universitäten im In- und Ausland (Leipzig, Hannover, Mainz, Bielefeld, Marburg, Basel, Luzern, Graz) und hat einen wichtigen Beitrag dazu geleistet, die Religionspsychologie als eigenständige Disziplin in Deutschland zu etablieren.

Schwerpunkt der Projekte waren in den letzten Jahren das Verhältnis von Gesundheit und Krankheit bzw. Krankheitsverarbeitung. In Kooperation mit anderen Kliniken wurden Studien zu verschiedensten Gruppen durchgeführt (Menschen mit Verlusterfahrung, Sucht, Psychosomatischen Erkrankungen, chronischen Schmerzen, Brustkrebs, Darmkrebs, Verlusten oder allgemeinen Lebensproblemen).

Ein weiterer Schwerpunkt lag in der Erforschung von Mitgliedern in so genannten „Sekten". In den letzten Jahren beschäftigte sich die Arbeitsgruppe auch mit der psychologischen Bedeutsamkeit der in den vergangenen Jahren zu beobachtenden Renaissance des Glaubens an Engel.

In Verbindung mit den Seelsorgern des St. Franziska-Stiftes wurden verschiedene Projekte durchgeführt. Hervorzuheben ist hierbei die gemeinsam organisierte Tagung zum Thema „Spiritualität in der Psychosomatik. Konzepte und Konflikte zwischen Psychotherapie und Seelsorge" (2003) sowie die gemeinsam organisierte Vortragsreihe für Klinikmitarbeiter zum Thema „Religion und Spiritualität im Krankenhaus" (2006 bis 2008).

Drittmittel

Zur Durchführung der Projekte konnte im Laufe der Jahre ca. 1,7 Millionen Euro Drittmittel eingeworben werden, so dass in der Arbeitsgruppe zeitweise bis zu 7 wissenschaftliche Mitarbeiterinnen und Mitarbeiter beschäftigt waren. Die wichtigsten Drittmittelprojekte waren:

- wissenschaftliche Begleitung des Modellprojektes zum Thema (Konflikt)Prävention im Bereich der „Sogenannten Sekten und Psychogruppen" (Bundesministerium für Familie, Senioren, Frauen und Jugend)
- Psychology of Religion: Development of Instruments and Empirical Research mit 4 Teilprojekten (VolkswagenStiftung)
- Science and Religion Course Program (Center for Theology and the Natural Sciences)
- Psychology of Religion (Verlängerung): Empirical Research Projects mit 2 Teilprojekten (VolkswagenStiftung)
- Religion und Gesundheit in lokalem Kontext (Metanexus Institute)
- religiöse Bewältigung kritischer Lebensereignisse am Beispiel der Krankheitsverarbeitung von Patientinnen und Patienten mit colorektalen Karzinomen (Deutsche Krebshilfe)

Veröffentlichungen

Aus den durchgeführten Projekten entstanden ca. 80 wissenschaftliche Veröffentlichungen, die unter www.psychology-of-religion.de eingesehen werden können.

10 Jahre Ausbildungsstätte zum Psychologischen Psychotherapeuten

Seit dem 1. Mai 1999 bildet die Psychosomatische Fachklinik St. Franziska-Stift im Rahmen einer Ausbildungsstätte für psychologische Psychotherapie gem. § 6 des Psych-Th-G nach Genehmigung durch das Ministerium für Arbeit, Gesundheit, Soziales, Frauen und Familien Rheinland Pfalz, Dipl.-Psychologen zum Psychologischen Psychotherapeuten weiter. Schwerpunkte der Aus- und Weiterbildung war Verhaltenstherapie. Andere Psychotherapierichtungen wie Tiefenpsychologie und Psychoanalyse sowie Gesprächspsychotherapie wurden ergänzend im Rahmen des Curriculums als Sekundärverfahren berücksichtigt. Voraussetzung für die Aufnahme in die Aus- und Weiterbildung stellte eine im Inland oder in der EU erworbene staatliche Abschlussprüfung im Studiengang Psychologie incl. klinischer Psychologie dar. Themen und Struktur der Aus- und Weiterbildung entsprachen vollständig den Richtlinien und Prüfungsverordnungen des Psych-Th-G. Angeboten wurde in der psychosomatischen Fachklinik St. Franziska-Stift eine 3-jährige Vollzeitausbildung.

Bis zum Staatsexamen in psychologischer Psychologie mussten insgesamt 4.200 Stunden in den Gebieten: theoretische Kenntnisse sowie deren Vertiefung, in praktischer stationärer Tätigkeit, in ambulanter praktischer Ausbildung und in der Selbsterfahrung nachgewiesen werden. Die gesamte Aus- und Weiterbildung wird komplett an der psychosomatischen Klinik absolviert. Für die theoretische Ausbildung und in der Lehre sowie in der Anleitung der Behandlung stehen erfahrene Dozenten und Supervisoren zur Verfügung. Die gesamte Aus- und Weiterbildung ist in zwei Phasen gegliedert; die Zwischenprüfung erfolgte nach 1 Jahr und berechtigte die Ausbildungsteilnehmerinnen nach Bestehen der Prüfung zur Behandlung ambulanter Patienten unter Supervision. Das Staatsexamen konnte von allen Ausbildungsteilnehmerinnen nach 3 Jahren Vollzeitausbildung beantragt werden. In der Vergangenheit konnten in den 3 Ausbildungsgenerationen insgesamt 24 Dipl.-Psychologen ihre Aus- und Weiterbildung erfolgreich mit dem Staatsexamen abschließen. Alle Absolventen der Aus- und Weiterbildung schlossen ihre Examina hervorragend ab und fanden, soweit nicht persönliche Gründe dagegen sprachen, einen adäquaten Arbeitsplatz in der Niederlassung, in der psychosomatischen Fachklinik St. Franziska-Stift oder in einer anderen Klinik. Fünf Weiterbildungsteilnehmerinnnen promovierten gleichzeitig mit der Ausbildung zum psycholigischen Psychotherapeuten. Aktuell nehmen seit 2008 12 Ausbildungsteilnehmerinnen die Ausbildung in Anspruch. Der nächste Ausbildungszyklus 2011 – 2014 startet ab 1. April 2011.

Dr. G. Terporten

Leitender Psychologe und Studienkoordinator

RheinlandPfalz

Ministerium für Arbeit, Soziales, Gesundheit, Familie und Frauen

ANERKENNUNG

zum Themenschwerpunkt
„Innovative Produkte und Dienstleistungen
in der rheinland-pfälzischen Gesundheitswirtschaft"

St. Franziska-Stift Bad Kreuznach
Franziska-Puricelli-Straße 3, 55543 Bad Kreuznach
für das Projekt
„Computer Aided Therapy"

Diese Auszeichnung wird vom
Ministerium für Arbeit, Soziales, Gesundheit, Familie und Frauen
für hervorragende gesundheitsbezogene Produkte und
Dienstleistungen verliehen, die dazu beitragen, die Gesundheit
und Lebensqualität der Menschen zu erhalten oder wieder
herzustellen, die Folgen von Krankheiten zu lindern und auch
die wirtschaftliche Entwicklung in Rheinland-Pfalz zu fördern.

Für das Land Rheinland-Pfalz   Mainz, 11. Dezember 2007

Malu Dreyer
Ministerin für Arbeit, Soziales, Gesundheit, Familie und Frauen des Landes Rheinland-Pfalz

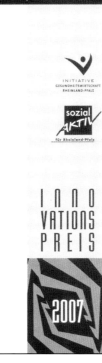

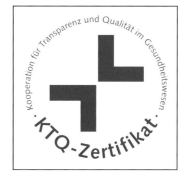

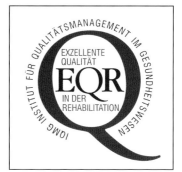

Die Mitarbeiter im Hintergrund eines Klinikbetriebes

Patienten in einem Krankenhaus oder einer Fachklinik können nur dann behandelt werden, wenn die Infrastruktur eines Klinikbetriebes möglichst reibungslos funktioniert. Die Mitarbeiter der Verwaltung, der Haustechnik, der Küche und der Reinigung haben zwar nur einen geringen direkten Patientenkontakt und sind auch nicht Teil des therapeutischen Teams oder der therapeutischen Gemeinschaft auf den Stationen der Psychosomatischen Fachklinik, sichern aber in ihrer ganz besonderen Weise den Klinikbetrieb.

Wir sind sehr stolz darauf, dass wir über die gesamten 100 Jahre des Bestehens der Klinik auf eigene Mitarbeiter in Verwaltung, Haustechnik, Küche und Reinigung zurückgreifen können.

Für jeden Besucher der Klinik ist es offensichtlich, dass die Haustechniker bemüht sind, auch kleinste Störungen unbürokratisch schnell zu beheben. Der Reinigung wird von Patienten durchgängig große Anerkennung gezollt und die Küchenleistung wird durch ganz ausgezeichnete Bewertungen in der routinemäßig erhobenen Evaluation ausgezeichnet. In der Verwaltung ist ein kundenzentriertes Servicekonzept nicht nur auf der Leibildebene vorgegeben, sondern, wird ganz augenfällig auch praktiziert.

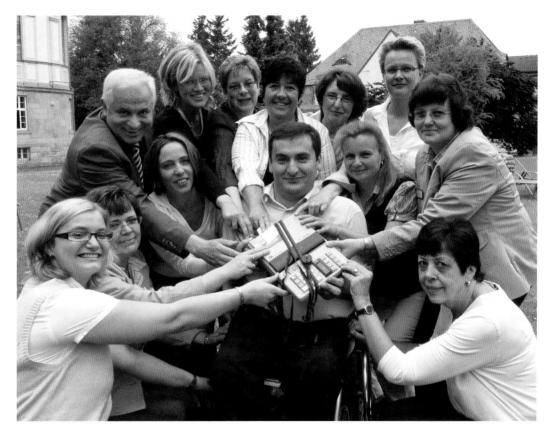

Verwaltung (2009)
Iris Bengard, Gabriele Engelmann, Jutta Gräff*, Bettina Griep, Bettina Gutzeit-Lange, Ali Intas, Paul Kaiser, Beatrix Liebetrau*, Johanna Martensen, Heidrun Mauer, Andrea Schamari-Nißen*, Inka Schlich, Anna Schmidt, Silke Steinhage, Regina Ziebart

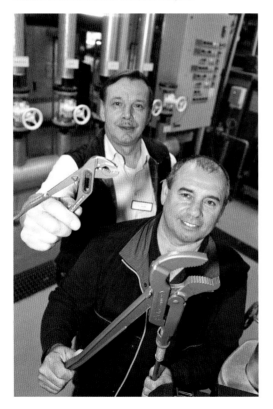

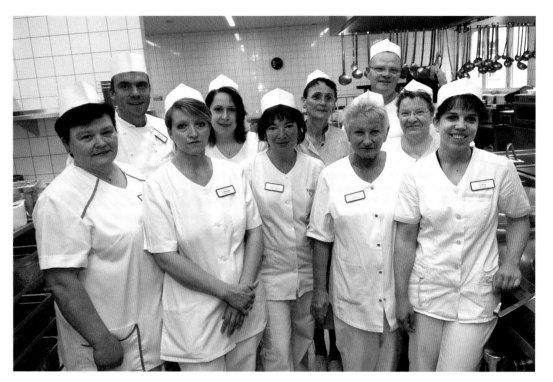

Küche (2009):
Victoria Bauer*, Irina Becker*, Stefanie Becker, Olga
Egorow*, Anja Freuen-Felgueiras, Tobias Hasslinger*, Angela
Herrmann*, Olga Holstein*, Oksana Käfer-Dörfler, Walburga
Konrad*, Petra Korz*, Heiko Lange, Christel Laubenstein,
Özlem Martensen*, Bärbel Michelmann, Irmgard Oppermann,
Jens Partenheimer, Dirk Remptke*, Monika Renner*, Sabrina
Rothfuß, Lilia Savinski*, Eugenia Threin

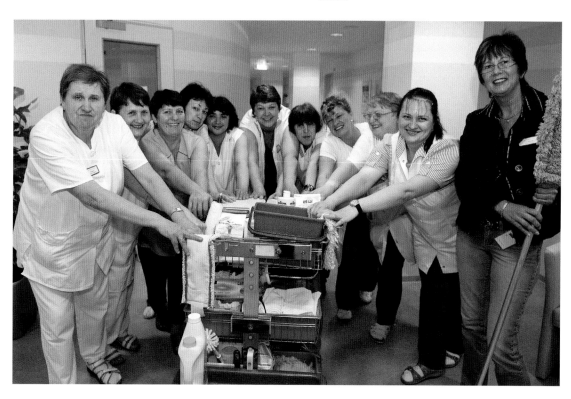

Vernetzte Strukturen mit dem St. Franziska-Stift

Traditionell basiert die Diagnostik und Therapie von Erkrankungen auf drei Säulen:

- die ambulante Patientenbehandlung
- die Krankenhausbehandlung
- die Rehabilitation

In den letzten Jahren sind diese drei Säulen umfassend vernetzt worden. Politisch wird mit vernetzten Strukturen eine Optimierung einer längerfristig angelegten Patientenbehandlung, insbesondere bei Patienten mit chronischen Erkrankungen, angestrebt. Selbstverständlich sollen mit dieser angestrebten Qualitätsverbesserung Kostensenkungen zu erzielen sein.

Vier Wege werden in den vernetzten Strukturen beschritten:
Verbesserung von Zusammenarbeit zwischen Vertragsärzten, Krankenhaus und Rehabilitation und Verbesserung der Zusammenarbeit innerhalb der jeweiligen Strukturen, „disease-management Programme" (DMP) und Schaffung komplett neuer Strukturen.
Schon immer bestand die Möglichkeit, dass ein leitender Krankenhausarzt eine Ermächtigungsambulanz betrieb. Diese persönlichen Ermächtigungen sind immer abhängig von der Eignung des Ermächtigten, dem jeweiligen Bedarf und der mit dem Zu-

lassungsausschuss abgesprochenen Leistungsermöglichung.

Im Raume Bad Kreuznach hat sich die Zusammenarbeit in Qualitätszirkeln bewährt und eine intensive Konsiltätigkeit in den hiesigen Krankenhäusern. Die vor vier Jahren eingerichtete psychosomatische Fachabteilung im St. Marienwörth wird von Klinikärzten, niedergelassenen Hausärzten und Fachärzten sehr gut nachgefragt und von den dort behandelten Patienten geschätzt. Die akutpsychosomatische Abteilung des St. Marienwörths ist eine Krankenhausabteilung des Krankenhauses St. Marienwörth. Das therapeutische Personal wird aber aus dem Personalpool des St. Franziska-Stiftes „geleast".

Alle Rehakliniken in Bad Kreuznach und Bad Münster am Stein, die sich den Qualitätsnormen des Verbandes Deutscher Rentenversicherungsträger angeschlossen haben, d. h. die Drei Burgen Klinik, die Klinik Nahetal, das Sana-Rheumazentrum, das St. Franziska-Stift und das Viktoriastift, haben sich zum Reha-Kompetenzzentrum zusammengeschlossen. Fortbildung wird teilweise gemeinsam durchgeführt, alle Präventionsprojekte in der Region werden nicht mehr von einer einzelnen Klinik, sondern vom Reha-Kompetenzzentrum durchgeführt und seit zwei Jahren gibt es erste gemeinsam abgestimmte Forschungsprojekte, die von den Forschungs-Förderungsorganisationen in Deutschland unterstützt wurden und werden.

In den DMP-Programmen soll die Zahl der schlecht behandelten Patienten mit chronischen Erkrankungen reduziert werden. Politisches Ziel ist es jedes Jahr, für eine Erkrankung ein DMP-Programm aufzulegen. Bei Patienten mit Diabetes mellitus wurde vor einigen Jahren erstmals ein systematisches DMP-Programm verabschiedet. Die Diabeteserkrankung war wahrscheinlich deshalb gewählt worden, weil einerseits ein relativ einfacher und gut zu erfassender Parameter vorliegt, um die Güte der Diabetesbehandlung messen zu können, und andererseits trotz der in Studien nachgewiesenen Behandlungseffektivität die Zahl der optimal behandelten Patienten relativ klein ist. Ziel aller DMP-Programme ist es, dem Patienten ein stufenweise intensiveres Vorgehen anzubieten und falls er sich in ein DMP-Programm einschreiben lässt, dies allerdings auch zu verfolgen.

Komplett neue Strukturen sind geschaffen worden durch Einrichtungen von ambulanten Polikliniken, die direkt mit der Krankenkasse und nicht mehr über Kassenärztliche Vereinigung abrechnen, Integrierte Versorgungskonzepte und Medizinische Versorgungszentren. Erstmals hat 1999 der Gesetzgeber an der KV vorbei gesetzliche Voraussetzungen für die direkte Abrechnung von Leistungen in der Krankenbehandlung bei Psychologischen Psychotherapeuten geschaffen. Die Diplom-Psychologen in Ausbildung zu einem approbierten Psychologischen Psychotherapeuten müssen während dieser Ausbildungsphase 600 ambulante Patientenbehandlungen

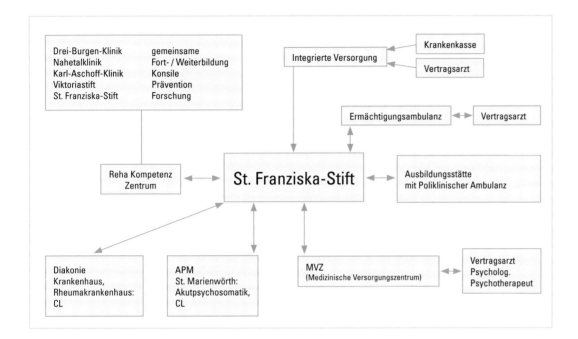

Mit der Einrichtung von Medizinischen Versorgungszentren erhalten sowohl niedergelassene Kollegen als auch Krankenhäuser und Rehakliniken die Möglichkeiten, Praxisgemeinschaften zu betreiben. Die im MVZ tätigen Ärzte sind angestellte Ärzte. Mit dieser Tätigkeitsmöglichkeit kann der Wunsch vieler jüngerer Kollegen aufgegriffen werden, zwar ambulant nach den Spielregeln des Kassenrechts tätig sein zu können, aber in gesicherter Angestelltenposition mit geregeltem Urlaub, Freizeit etc. Mit dieser Arbeitsmöglichkeit wird eine Hilfestellung gesehen, bei dem real vorhandenen erheblichen Ärztemangel die Versorgung der Bevölkerung noch sicherstellen zu können. Außerdem können „Behandlungspfade" zwischen Klinik und ambulanter Behandlung optimal abgestimmt werden. Im MVZ Bad Kreuznach arbeiten ein Facharzt für Psychosomatische Medizin und Psychotherapie, eine Fachärztin für Psychiatrie und Psychotherapie und eine approbierte Psychologische Psychotherapeutin zusammen.

Das St. Franziska-Stift ist den Weg, vernetzte Strukturen zu schaffen, sehr konsequent vorangeschritten, um für die Herausforderungen der nächsten Jahre gut aufgestellt zu sein.
Das St. Franziska-Stift soll auch in den nächsten Jahren ein geschätzter Arbeitgeber in der Region sein, ein Ort sehr guter Diagnostik, Behandlung und Rehabilitation sein, sichtbar im christlichen Gemeindeleben wirken, wirtschaftlich auf solidem Fuß stehen und den Stiftungsgedanken Franziska Puricellis mit Lebendigkeit ausfüllen.

unter spezieller Supervision nachweisen. Diese Patientenbehandlung wird direkt mit der Krankenkasse abgerechnet.

Integrierte Versorgungskonzepte basieren auf völlig frei zu verhandelnden Absprachen zwischen Krankenkasse und Leistungserbringer. Als Voraussetzung wird allerdings gefordert, dass der Hausarzt mit der Aufnahme eines Patienten in ein Integriertes Versorgungskonzept einverstanden sein muss. Die DAK hat für den hiesigen Raum ein umfassendes Integriertes Versorgungskonzept bei allen psychischen und psychosomatischen Störung mit dem St. Franziska-Stift abgeschlossen. Zurzeit sind 86 niedergelassenen Ärzte Kooperationspartner in diesem Integrierten Versorgungskonzept mit ca. 100 Patienten pro Jahr.

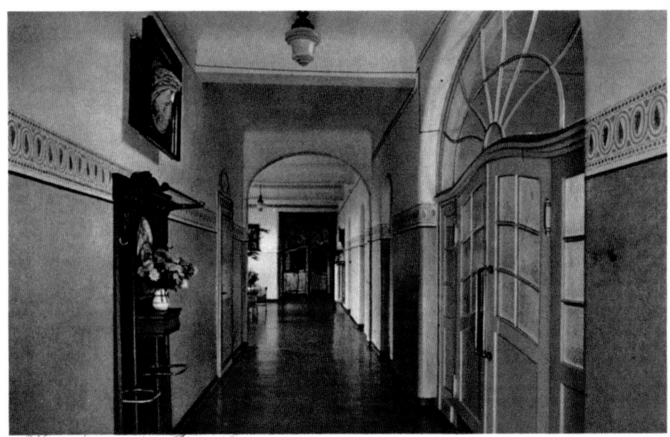

Korridor in der Privatstation.

Innere Farbigkeiten für ein historisches Gebäude

Friedrich Ernst v. Garnier

Gedanken eines Farbgestalters zum St. Franziska-Stift

Bei der kürzlichen Renovierung des St. Franziska-Stifts hat sich das Direktorium des St. Franziska-Stifts zu einer kompletten farblichen Neugestaltung des Inneren des vorhandenen Gebäudes entschlossen. Diese mir übertragene Aufgabe stellte auch bei meiner langjährigen weltweiten Erfahrung eine schöne Herausforderung dar, galt es doch, den historischen Baukörper mit einer vorgegebenen farblichen Außengestaltung im Inneren mit einer neuen Farbigkeit zu versehen, die die in Jahrzehnten gewandelte Funktionalität des Hauses zu einer heute bestehenden psychosomatischen Fachklinik farblich ausdrückt und unterstützt. Auf der Grundlage der von mir erarbeiteten Theorie der Farbigkeit in meinen umfangreichen Werken „Meine farbigere Welt: Meine Organischen Farbigkeiten" und „Meine farbigere Welt: Menschliche Arbeitslandschaften" war

es mein Ziel, das Innere des historisch Gebauten des St. Franziska-Stifts, die Räume, in denen Kranke und auch gesunde Menschen leben und arbeiten, so farbig begleiten zu helfen, dass die neu entstehenden Lichtstimmungen vertraute, positive Empfindungen unterstützen, negative, kraftraubende Stimmungen vermeiden und neue, kreative Erfahrungen fördern helfen.

Unsere Farbgestaltung eines bestehenden, fast 100 Jahre alten Gebäudes mit aus verschiedenen Zeiten stammenden eher funktionalen Erweiterungen und einer wechselvollen Geschichte verschiedener Nutzung hatte die anspruchsvolle Aufgabe, mit der Farbigkeit im Inneren die Einheit und Differenzierung des gesamten Gebäudeensembles herauszuarbeiten. Meine Farbgestaltung hat die innere architektonische Struktur des

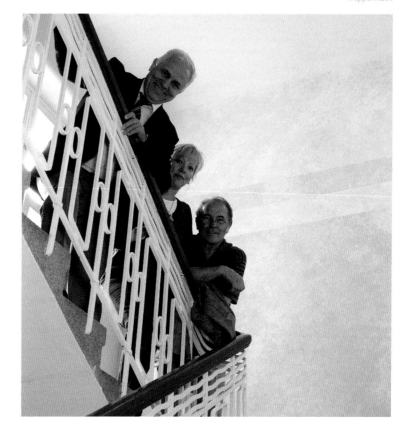

schönen Jugendstilgebäudes mit seinen modernen Anbauten auf eine ebenso prägnante wie dezente Weise in den Farben und farblichen Strukturen aufgenommen und einzelne Gebäudeteile und Räume farblich nach ihren Funktionen akzentuiert. Die Farbarchitektur mit ihrer verhaltenen Akzentuierung und organischen Farbigkeit öffnet die inneren Grenzen des Gebäudes und schafft freie Räume für innere Besinnung.

Um der derzeitigen Zweckbestimmung der Räumlichkeiten für die Therapie psychosomatisch erkrankter Menschen zu entsprechen, haben wir in den farblich neu zu gestaltenden Bereichen der Bauten mit Farben gezielt neue Akzente für die Gemeinschaftsräume gesetzt und klanghafte Farbigkeiten in Flure, Treppenhäuser, Gruppenräume und Therapieräume sowie im Speisesaal und in der Cafeteria eingebracht. Sie geben hilfreiche, die innere und äußere Orientierung stützende und unterstützende und freundlich-anregende Lichteigenschaften, die die Arbeit der heutigen Fachklinik in dem historischen Gebäude atmosphärisch unterstützen.

Natürlich hätte eine farbliche Ausdeutung alles Gebauten dort von Baubeginn an noch mehr erreichen können. So war ich mit 100 Jahren Baugeschichte und Menschenarbeit konfrontiert. Mit leisen Hilfen habe ich im St. Franziska-Stift wie in vielen anderen Bauten in der ganzen Welt eine eigene farbliche Formgestaltung versucht, die der Geschichte und dem Zweck des Bauwerks wie der umgebenden

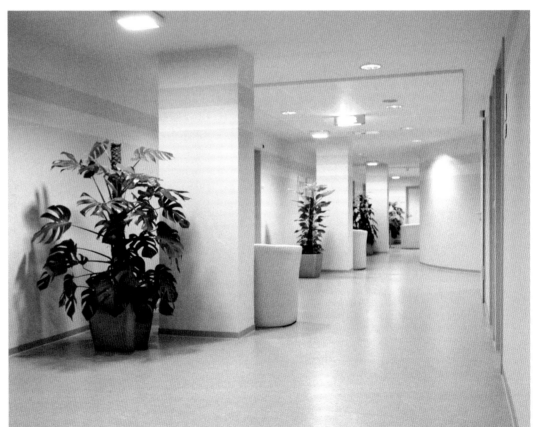

Flur im Verwaltungstrakt

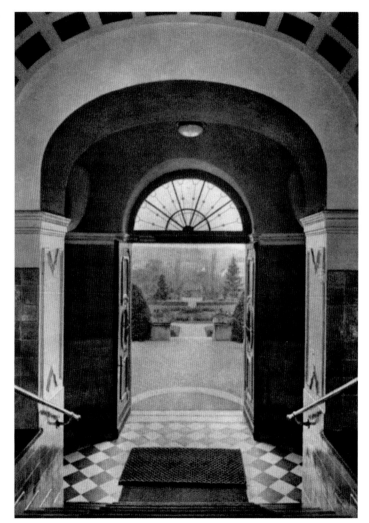

Landschaft sich anpasst und fast musikalische Architekturaussagen annimmt und kreativ verwandelt.

Im St. Franziska-Stift sind unsere farbigen Wege eher leise. Ich glaube, dass es nahe liegt, für das Wesen der Menschen gerade hier sich auf leise Farbigkeiten zu beschränken. Ein „Bunt" kann ärgerlicher wirken, unangenehmer und belastender (weil aufdringlicher) als fahle Moll-Stimmungen in abdunkelnden Graus. Bunt kann aggressiver sein als grausames Grau. Das Wort vom „Bunt" wäre hier zutiefst falsch. Wir gehen noch nicht einmal im Ansatz von diesem Wort aus, selbst mein differenzierender Begriff vom „Unbunt" ist hier noch zu hart, denn dieses eigentümliche Wortspiel illustriert mir die Ratlosigkeit vieler sonst so gescheiter Menschen, wenn sie differenziert über Farbigkeiten in Räumen recht anderer Menschen sprechen wollen. Nun ist handeln auch noch viel schwieriger, als sich lehrend über Theorien zu verbreiten. Die farbige

Innengestaltung des St. Franziska-Stifts ist eine einzigartig leise Welt ebenso verhaltener wie prägnanter Farbigkeit. Der Körper ist ein Wechselspiel, welches die Seele zum lebendigen Sein nutzt. Aber nie ist das Licht, die Energie, ein Wechselspiel. Licht ist, wie Farbe ist, dieses ganze ernste Spiel mit der Farbigkeit für Menschen ist eine helle Freundlichkeit. Von Körper, Seele und Geist muß der Körper wohl das schwächste Glied sein, obwohl er nach unserem kleinen, zögerlichen Wissen und Empfinden über Farbigkeiten Geist und Seele trägt.

In Wahrheit ist dies unsere Hoffnung auf ein ewiges Leben. Und weil die Farbe das Licht ist, ist diese Farbe außerhalb jeder kleinen Trivialität immer wichtiger als die Form. Wunderbare Träume?

Qualitätssicherung und Qualitätsmanagement im St. Franziska-Stift

Lutz Mussgay

Der Weg von frühen Ideen hin zu heutigen Standards der Bemühungen um gute Behandlungsqualität.

Möglichst totale Fehlerfreiheit ist eine Maxime, die in der industriellen Produktion von massenhaft hergestellten Dienstleistungen und Produkten entwickelt wurde. Sie hat dort ihre Berechtigung und kann mit entsprechenden Vorkehrungen auch annähernd erreicht werden. Auch im Bereich der medizinischen Versorgung ist fraglos einsichtig, dass die Vermeidung von Fehlern ein im Einzelfall „lebenswichtiges" Gut darstellt. Historisch gesehen wurde deshalb im Rahmen medizinischer Krankenbehandlung zunächst auf die möglichst vollständige Verhinderung von Behandlungsfehlern Wert gelegt. Dies ist verständlich, kann doch vor allem bei invasiven Behandlungsansätzen ein fehlerhaftes Verhalten zu gravierenden Konsequenzen für den betroffenen Patienten führen.

Die Vermeidung von Fehlern ist jedoch nur eine Sicht auf eine qualitativ gute Behandlung. In weit umfassenderer Weise ist es von Bedeutung, welchen Gesamterfolg man mit entsprechenden medizinischen Behandlungsansätzen erreichen kann. Das St. Franziska-Stift ist als psychosomatische Rehabilitations-klinik an erster Stelle daran interessiert, länger andauernde Gesundheitseinschränkungen abzubauen und den betroffenen Patienten wieder ein möglichst einschränkungsfreies Leben sowie die Rückkehr in den Arbeitsprozess zu ermöglichen. Das Ausmaß

Im Bereich der Medizin ist die Vermeidung von Fehlern ein im Einzelfall lebenswichtiges Gut

in dem dieses gelingt, wird als Behandlungserfolg gewertet. Aufgabe des rehabilitativen Arbeitens der Klinik ist es demnach, diesen Behandlungserfolg möglichst groß werden zu lassen und ihn konstant mit möglichst hoher Sicherheit zu gewährleisten. Die Instrumente zur Erreichung dieses Zieles sind die Bemühungen der Qualitätssicherung sowie der Strukturen, die diese unterstützen.

In der modernen Begrifflichkeit eines Qualitätsmanagements wurden solche Ansätze erst während der letzten 15-20 Jahre systematisch aufgebaut. Die grundsätzlichen Gedanken sind jedoch nicht neu. Schon im 18. Jahrhundert machte der englische Arzt Sir Thomas Percival den Vorschlag, ein Register aufzubauen, in dem Ärzte in Krankenhäusern und Privatpraxen den Erfolg ihrer Behandlung für jeden Patienten dokumentieren, die Ergebnisse untereinander vergleichen und Ursachen für unterschiedliche Erfolgsraten diskutieren sollten, um so eine Verbesserung des ärztlichen Handelns zu bewirken. Heute wird ein solches Vorgehen auch als „Benchmarking" bezeichnet. Damit meint man, dass sich Einrichtungen miteinander vergleichen und auf diese Weise voneinander lernen. Abbildung 1 kann als Beispiel einer entsprechenden Sammlung von Daten aus dem St.-Franziska-Stift auf frühen Zeiten gelten.

Trotz der augenfälligen Überzeugungskraft einer solchen Vorgehensweise bestanden innerhalb der Medizin doch bestimmte Widerstände gegen eine bereitwillige Übernahme. Es verwundert daher nicht, dass die neuzeitliche prozess- und ergebnisorientierte Qualitätssicherung erst allmählich von außen an die Medizin herangetragen worden ist und möglicherweise vor allem durch den hohen

Entbindungen und damit einhergehende Komplikationen im St. Franziska-Stift als frühes Beispiel von qualitätssichernden Maßnahmen.

kritischen Erwartungsdruck an die Medizin in Gang gehalten wird. Verschiedenste Gründe mögen andererseits dafür verantwortlich sein, dass dieses zögerliche Übernehmen des Qualitätsgedankens in Bereich der Rehabilitation nicht so ausgeprägt war. Wahrscheinlich ist dies dadurch begründet, dass die moderne Rehabilitation erst in neuerer Zeit einen deutlichen Aufschwung genommen hat und dabei die inzwischen etablierten Standards von Qualitätssicherung, Qualitätsmanagement und von evaluativen Gesichtspunkten leichter in junge Disziplinen integriert werden konnten als im traditionellen Medizinbereich. Auch hat die evidenzbasierte Ausrichtung der zur Anwendung kommenden Behandlungsverfahren, die ein wissenschaftliches Selbstverständnis bedingt, sich sicher förderlich ausgewirkt, ist hierbei doch die ständige selbstkritische Überprüfung von Effekten und Wirkungen ein wesentliches Element. In der Folge sind wesentliche Voraussetzungen für qualitätsorientierte Arbeit wie regelmäßigen Patientenbefragungen, umfassende Ergebniserhebungen und Katamnesen in vielen Rehabilitationskliniken etablierter Standard. Das St. Franziska-Stift hat sich dieser Denkweise seit der Aufnahme seiner Arbeit im Jahre 1991 angelehnt und sie seither mit zunehmender Intensität verfolgt.

Einen zusätzlichen formierenden Schub erfuhr die Betonung von Qualität bei der gesundheitlichen Versorgung durch das Sozialgesetzbuch V sowie das Sozialgesetzbuch IX, die sowohl für die gesetzliche Krankenversicherung als auch für die Rehabilitation klare Vorgaben bzgl. der Verpflichtung zur Qualitätssicherung und zum Qualitätsmanagement beinhalten. So heißt es im SGB V, § 135a Verpflichtung zur Qualitätssicherung:

(1) Die Leistungserbringer sind zur Sicherung und Weiterentwicklung der Qualität, der von ihnen erbrachten Leistungen verpflichtet. Die Leistungen müssen dem jeweiligen Stand der wissenschaftlichen Erkenntnisse entsprechen und in der fachlich gebotenen Qualität erbracht werden.

(2) Vertragsärzte, medizinische Versorgungszentren, zugelassene Krankenhäuser, Erbringer von Vorsorgeleistungen oder Rehabilitationsmaßnahmen und Einrichtungen, mit denen ein Versorgungsvertrag nach § 111a besteht, sind nach Maßgabe der § 136a, 136b, 137 und 137d verpflichtet,
   1. sich an einrichtungsübergreifenden Maßnahmen der Qualitätssicherung zu beteiligen, die insbesondere zum Ziel haben, die Ergebnisqualität zu verbessern und
   2. einrichtungsintern ein Qualitätsmanagement einzuführen und weiter zu entwickeln.

Diese gesetzlichen Vorgaben haben in den letzten Jahren dazu geführt, dass sich im Bereich der Rehabilitation zunehmend mehr Kliniken einer externen Überprüfung ihrer Qualitätsmanagementergebnisse unterziehen.

Qualität und Qualitätssicherung

Qualität ist der unter Anwendung des derzeitigen Wissens vom rehabilitativ-medizinischen Versorgungssystem erreichte Grad der Wahrscheinlichkeit, für den Patienten erwünschte Therapieresultate zu erzeugen und unerwünschte Behandlungsergebnisse zu vermeiden (US Joint Commisson on the Accreditation of Health Care Organisations). Diese so definierte Qualität kann in einzelne Elemente unterteilt werden. So versteht man unter Strukturqualität die Rahmenbedingungen für die rehabilitativ-medizinische Versorgung. Dazu zählen z.B. die personellen Voraussetzungen nach Bestand und Qualifikation, Regelungen über Aus-, Fort- und Weiterbildung, die räumliche und apparative Ausstattung, die organisatorischen und finanziellen Gegebenheiten sowie die Zugangsmöglichkeiten für Patienten. Die Prozessqualität beinhaltet sämtliche ärztliche und pflegerische Aktivitäten. Unter Prozessqualität werden Inhalte und Tätigkeiten wie Anamnese, Befunderhebung, Diagnosestellung, Behandlung, Pflege, Medikation usw. subsumiert. Der dritte Begriff, die Ergebnisqualität, umfasst die End- bzw. Zielpunkte rehabilitativ-medizinischer Versorgung im eigentlichen Sinne. Sie beschreibt die durch die Behandlung bewirkten Veränderungen des Gesundheitszustandes (z.B. Heilung oder Linderung von Gesundheitsstörungen bzw. Mortalität) einschließlich weiterer von der medizinischen Versorgung ausgehender Wirkungen (z.B. subjektive

Befindlichkeit, Einschränkungen in der Verrichtung täglicher Aufgaben, Patientenzufriedenheit mit dem Behandlungsergebnis, Beeinträchtigungen bei der Berufsausübung). Bezüglich der Gewichtung der einzelnen Elemente gilt der Grundsatz: Gute Struktur und Prozessqualität sind notwendige, aber keine hinreichenden Voraussetzungen für gute Ergebnisqualität.

Zu unterscheiden sind weiterhin Qualitätssicherung und Qualitätsmanagement. Unter Qualitätssicherung verstand man früher die Qualitätskontrolle. D.h. es ist damit die systematische Überprüfung vom Soll-/Istzustand der in Frage stehenden Leistung gemeint. Darunter fallen alle geplanten und systematischen Maßnahmen, die gewährleisten sollen, dass die rehabilitativ-medizinischen Versorgungsleistungen den vorgegebenen Ansprüchen genügen. Weiter unterschieden werden hierbei die interne und die externe Qualitätssicherung. Die interne Qualitätssicherung umfasst alle Maßnahmen, die innerhalb der Institution angewandt werden, um die angestrebte hohe Qualität zu erreichen und zu sichern. Externe Qualitätssicherung liegt dagegen dann vor, wenn von außen die zu erreichenden Qualitätsziele vorgeben werden und gleichzeitig ihre Erreichung durch externe Institutionen überwacht wird. Hierdurch wird es z.B. möglich, die zu erreichende Behandlungsqualität von außen vorzugeben. Dies kann vom Gesetzgeber ausgehen, oder von den Gesundheitsinstitutionen, welche die Klinik mit Patienten belegen und dafür eine bestimmte Erfolgsrate erwarten.

Qualitätsmanagement

Die Qualitätssicherung ist Teil des umfassenden Qualitätsmanagements. Qualitätsmanagement in diesem Sinne umfasst alle Aspekte, die auf Klinikebene eingerichtet wurden, um eine möglichst gute Qualität zu erreichen und sie laufend zu verbessern. Dazu zählen grundlegende Einstellungen der Mitarbeiter, interne Strukturen, beabsichtigte Ziele und die entsprechenden Maßnahmen im Bezug auf die Erreichung von Qualität. Dabei sind vielfältige Einflussmöglichkeiten zu berücksichtigen. So insbesondere Aspekte der Wirtschaftlichkeit, der Gesetzgebung, der Arbeitssicherheit, des Gesundheitsschutzes und der Umwelt. Hinzu kommen die Wünsche und Anforderungen der Kunden. Die Klinikleitung trägt letztlich die Verantwortung für das Qualitätsmanagement und muss darüber hinaus auch aktiv für die konsequente Umsetzung auf allen Hierarchieebenen sorgen. Allgemeines Ziel des Qualitätsmanagements im Gesundheitswesen ist dabei die Optimierung der medizinischen Versorgung in Richtung auf das gegenwärtig Erreichbare.

Die Methode der kontinuierlichen Annäherung auf das maximal Mögliche bedingt die Etablierung von Verbesserungsschleifen. Der sog. PDCA-Zyklus (Plan-Do-Check-Act-Cycle) kann beispielhaft herangezogen werden um dieses stetige Annähern zu beschreiben. Auf der Plan-Stufe wird zunächst die gegenwärtige Versorgungsqualität in definierten Bereichen analysiert, spezifische Probleme werden erkannt und eine Strategie zur Verbesserung wird erarbeitet. Die zweite Do-Stufe umfasst alle Maß-

nahmen zur Umsetzung der angestrebten Veränderungen. Auf der Check-Stufe erfolgt eine Messung und Beurteilung der angestrebten Wirkung der ausgewählten Problemlösungsstrategien unter Alltagsbedingungen. Sofern die angestrebten Ziele erreicht wurden, wird auf der Act-Stufe der verbesserte Prozessablauf dauerhaft etabliert. Das Problem sollte insofern nicht mehr auftreten. Der dargestellte Zyklus kann auf relativ eng umschriebene Problemfelder angewandt werden, im Falle komplexerer Strukturen sind entsprechend umfassendere bzw. aufeinander aufbauende Zyklen nötig.

Um möglichst alle Arbeitsbereiche einer Klinik im Rahmen von Qualitätsmanagementbemühungen abdecken zu können, wurden in den letzten Jahren verschiedenste konzeptionell aufbereitete Systematiken angeboten. Solche internen Qualitätsmanagementsysteme dienen vordringlich der einrichtungsinternen kontinuierlichen Problemerkennung, Schwachstellenanalyse und Qualitätsverbesserung sowie der Weitereinwicklung von Strukturen, Prozessen und Ergebnissen der Leistungserbringung. Die beiden verbreiteten Systeme, das DIN EN ISO 9000:2000-System sowie das Modell der European Foundation for Quality Management (EFQM-Excellencemodel) wurden nicht speziell für das Gesundheitswesen oder gar für Rehabilitationseinrichtungen geschaffen, sondern allgemein für gewerbliche, Produktions- und/oder Dienstleistungsunternehmen.

Um von dem so gegebenen hohen Abstraktionsniveau auf eine konkrete Arbeitsweise anwendbar zu werden, wurden die Systematiken an die konkreten

Gegebenheiten z.B. einer Rehabilitationseinrichtung angepasst. Eins dieser Modelle, das Integrierte Qualitätsmanagementprogramm – Reha (IQMP-Reha) wurde seit 2004 im Auftrag des Bundesverbandes Deutscher Privatkliniken, basierend auf EFQM, entwickelt. Das St. Franziska-Stift hat sich dieser Konzeption verpflichtet und das interne Qualitätsmanagement gemäß der dort formulierten Richtlinien ausgestaltet.

Das IQMP-Reha versteht unter einem ausgezeichneten Qualitätsmanagement in der Rehabilitation, dass mit einer Gesamtführungsstrategie gearbeitet wird, die darauf gerichtet ist, Qualität nicht nur zu gewährleisten, sondern sie auch zu „produzieren" und damit ständig zu verbessern. Damit orientiert sich das IQMP-Reha am Konzept des umfassenden Qualitätsmanagements, welches heute unabhängig von der Branche die theoretische Basis für ein modernes Management bildet. Im Gegensatz zu dem Inhalt und den Zertifizierungskonzepten anderer Regelwerke (wie beispielsweise DIN EN ISO) begnügt sich das IQMP-Reha nicht einfach mit einem „Gut-Genug", sondern ist mit einer pro-aktiv ausgestalteten Konzeption – in der Kombination von Selbst- und Fremdbewertung – auf ein „Immer- Besser" ausgerichtet. Als Gesamtführungsstrategie ist dieses im IQMP-Reha realisierte Modell damit weniger dynamisch ausgerichteten Konzepten deutlich überlegen.

Das Prinzip des umfassenden Qualitätsmanagements, dem das IQMP-Reha in seiner Gesamtheit Rechnung trägt, ist folgenden Zielkategorien zugeordnet:

• Patientenorientierung
• Verantwortung und Führung
• Biopsychosozialer Ansatz und Partizipation
• Wirtschaftlichkeit
• Prozessorientierung
• Mitarbeiterorientierung
• Ziel- und Ergebnisorientierung
• Transparenz und Information
• Kontinuierlicher Verbesserungsprozess
• Biopsychosozialer Ansatz

Das IQMP-Reha orientiert sich inhaltlich am biopsychosozialen Modell der ICF (Internationale Klassifikation der Funktionsfähigkeit, Behinderung und Gesundheit), das von der WHO entwickelt wurde. Gesundheit und gesundheitliche Probleme (Krankheit, Behinderung) werden hier als Wechselwirkung individueller und gesellschaftlicher Faktoren verstanden.

Eine externe Zertifizierung bestätigte dem St. Franziska-Stift „Exzellente Qualität in der Rehabilitation"

Entsprechend der allgemeinen Systematik sind Kriterien in 9 Bereichen zu erfüllen.

Kriterium 1 (Führung) beschreibt, wie Führungskräfte, basierend auf dem gesetzlichen Auftrag und dessen Ausgestaltung durch die Reha-Träger, das spezifische Selbstverständnis, das Leitbild sowie die für den langfristigen Erfolg erforderlichen Werte erarbeiten, diese durch entsprechende Maßnahmen und Verhaltensweisen umsetzen und durch persönliches Mitwirken dafür sorgen, dass das Managementsystem der Einrichtung entwickelt und eingeführt wird.

Kriterium 2 (Politik und Strategie) legt fest, wie die Einrichtung ihr Leitbild mitsamt dem spezifischen Selbstverständnis und Zielvorstellungen sowie Werte durch eine klare, auf die Interessengruppen ausgerichtete Strategie einführt und wie diese durch entsprechende Politik, Pläne, Ziele, Teilziele und Prozesse unterstützt wird.

Kriterium 3 (Mitarbeiter) umfasst, wie die Einrichtung das Wissen und das gesamte Potenzial ihrer Mitarbeiter auf individueller, teamorientierter und einrichtungsweiter Ebene managt, entwickelt und freisetzt und wie sie diese Aktivitäten plant, um ihre Politik und Strategie und die Effektivität ihrer Prozesse zu unterstützen.

Kriterium 4 (Partnerschaften und Ressourcen) erfasst, wie die Einrichtung ihre externen Partnerschaften und internen Ressourcen plant und managt, um ihre Politik und Strategie und die Effektivität ihrer Prozesse zu unterstützen.

Kriterium 5 (Prozesse) legt als zentrales Kriterium fest, wie die tatsächlichen Arbeitsabläufe gestaltet sind. Es beschreibt, wie die Einrichtung ihre Prozesse gestaltet, managt und verbessert, um ihre Politik und Strategie zu unterstützen und ihre Patienten und andere Interessengruppen voll zufrieden zu stellen und den Nutzen für diese zu steigern.

In den Kriterien 6, 7, 8 und 9 werden die Ergebnisse der Kliniktätigkeit dargelegt. Dabei stellt Kriterium 6 (Kundenbezogene Ergebnisse) dar, was die Einrichtung in Bezug auf ihre externen Kunden erreicht. Im Kriterium 7 (Mitarbeiterbezogene Ergebnisse) wird dargelegt, was die Einrichtung in Bezug auf ihre Mitarbeiter erreicht. Im Kriterium 8 (Gesellschaftsbezogene Ergebnisse) wird erfasst, was die Einrichtung in Bezug auf die lokale, nationale und internationale Gesellschaft, sofern angemessen, leistet. Im Kriterium 9 schließlich (Schlüsselergebnisse) wird dargelegt, was die Einrichtung in Bezug auf ihre geplanten Leistungen erreicht. Die Abbildung 2 stellt einen kleinen Ausschnitt der laufenden Ermittlung von Leistungszahlen dar.

Zur Demonstration einer erfolgreichen Qualitätsmanagementarbeit nach außen und für potentielle Kunden wird üblicherweise die Zertifizierung angestrebt. Dieser Prozess wurde am St. Franziska-Stift erstmals im Februar 2007 nach mehrjähriger Vorbereitung erfolgreich abgeschlossen. Die Überprüfung der erreichten Qualität wird dabei durch externe Auditoren vorgenommen, die in einer zweitägigen Begehung unter Einbeziehung aller Arbeitseinheiten der Klinik den Umsetzungsgrad der Vorgaben ermitteln. Der Prozess sieht die Wiederholung der Überprüfung alle drei Jahre vor, an unserer Klinik laufen derzeit die ersten Vorbereitung für die Re-Zertifizierung im Februar 2010. Das interne Qualitätsmanagement liegt zum größten Teil in den Händen der Ein-

Ausschnitt aus einer aktuellen Tabelle mit Behandlungs-kennzahlen.

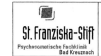

St. Franziska-Stift
Psychosomatische Fachklinik
Bad Kreuznach

Tabelle: Behandlungsergebnisse*

* sofern nicht anders angegeben sind alle in der Klinik behandelten Patienten einbezogen

Behandlungsbezogene Ergebnisse			
Jahre	**2008**	**2007**	**2006**
Anzahl wahrgenommener Therapien %			
<=3 KTL/Tag nein	3.30	3.09	3.19
ja	96.70	96.91	96.81
> 5 KTL/Tag nein	97.96	98.50	97.91
ja	2.04	1.50	1.50
insgesamt KTL/Woche MW	18.85	20.34	19.34
Kapitel B+C+D+F	1.53	1.63	1.96
Kapitel G: Ergotherapie	1.11	1.20	.62
Kapitel H: Sozial und Berufsberatung	1.22	1.30	1.30
Kapitel K: Information/Motivation/Schulung	2.97	2.25	1.99
Kapitel L: Sport- und Bewegungstherapie	.95	1.21	.89
Kapitel M: Rekreation	.33	.34	.61
Kapitel P: Klinische Psychologie	1.10	1.27	1.08
Kapitel R: Psychotherapie	3.72	4.30	4.33
Kapitel S: Kreativtherapie	1.56	1.88	2.01
Kapitel T: Sozialtherapie	6.29	6.07	6.06
Brieflaufzeiten unter 10 Tage	86.45	82.45	
(nur DRV-Bund) % 10 bis 14 Tage	7.42	8.41	-
% 14 bis 42 Tage	6.13	9.11	-
% über 42 Tage	.00	.12	-
Bewertung der Behandlung MW (Schulnoten)			
ärztlich/psychotherapeutische Behandlung	1.82	1.97	1.97
Betreuung durch Pflegekräfte	1.82	1.87	1.72
Behandlungsziele abgestimmt	1.86	1.93	1.86
Gesundheitszustand	2.12	2.00	2.13
Psychometrie Effektstärken (Cohen) *			
Allgemeiner Depressionsscore ADS	1.26	1.17	1.32
Giessener Beschwerdebogen GBB	1.05	1.33	1.19

* Ausgangswert ≥ T=60

richtung selbst und setzt in diesem Zusammenhang eine Haltung der kritischen Selbstbewertung voraus. Entsprechend gehen einer Zertifizierung zwei Selbstbewertungswellen voraus, in denen die eigene Arbeitweise einer Bewertung unterzogen wird.

Eine Klinik wie das St.-Franziska-Stift erfüllt wichtige, vom Gesetzgeber gewünschte Aufgaben innerhalb des Gesundheitswesens. Insofern wird im Sinne externer Qualitätssicherung von äußeren Stellen ein Standard vorgegeben, der bezüglich der Behandlungsqualität zu erreichen ist. Im Bereich der Rehabilitation und bezogen auf unsere Eingliederung in das System der Deutschen Rentenversicherung Bund und Land sind insofern die von dieser Seite formulierten Standards maßgebend.
Die Deutsche Rentenversicherung Bund hat diesbezüglich als externe Qualitätssicherung das sog. 5-Punkteprogramm etabliert, mit dessen Hilfe sie überprüfen kann, ob die Kliniken adäquate Behandlungen anbieten. Im Rahmen dieses Programms werden klare Vorgaben zur Strukturqualität gemacht, es erfolgt eine detaillierte Erfassung und Analyse der bei jedem Patienten durchgeführten Behandlungselemente (Katalog therapeutischer Leistungen), der im Entlassbrief dargestellte Verlauf der Behandlung sowie das erzielte und dort kommunizierte Ergebnis wird einer Kontrolle durch sog. Peers (im gleichen Bereich tätige Fachkräfte) unterzogen. Regelmäßige Befragungen von Stichproben behandelter Patienten (Rehabilitantenbefragung) sollen erkennen lassen, ob die Bedürfnisse auf Patientenseite adäquat

befriedigt wurden und, ob auch die Patienten einen Behandlungserfolg berichten. Diese Einschätzungen werden im Sinne eines Benchmarking in die beteiligten Kliniken zurückgemeldet. Dabei findet ein Vergleich mit anderen, ähnlich arbeitenden Kliniken statt. Als letztes Element schließlich sind Visitationen durch die DRV Bund vorgesehen.

Mit Hilfe der dargestellten Qualitätsarbeit erreichen wir im St.-Franziska-Stift eine anerkannte und der derzeit möglichen Behandlungsqualität entsprechende Erfolgsrate. Wir wollen diese Arbeit zukünftig weiterführen und möglichst noch intensivieren, damit (und hier schließt sich der Kreis zu den in der Einleitung erwähnten frühen Qualitätsforderungen) zum Wohle der Patienten das Maximum an Wiederherstellung der Gesundheit und eine möglichst lang anhaltende Überwindung von Funktionseinschränkungen erreicht werden kann.

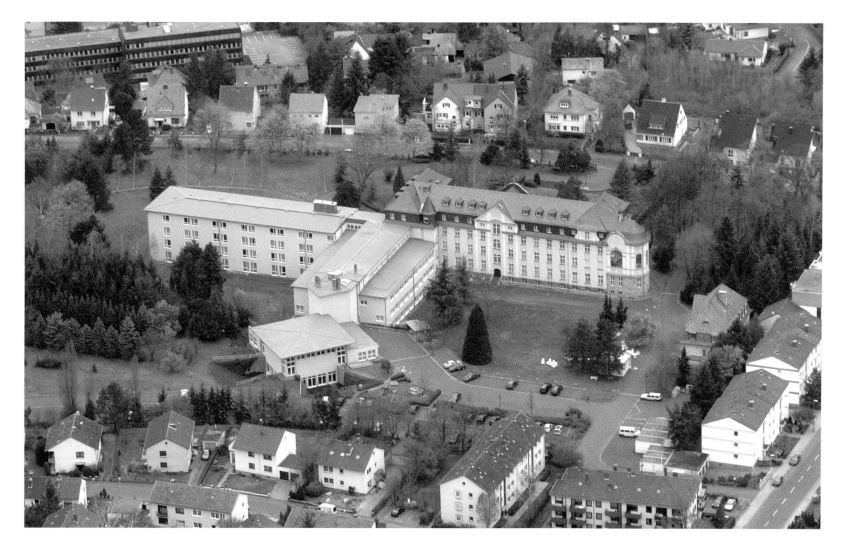

Literaturverzeichnis

Albens, K.: 150 Balneotherapie der Frauenleiden in Bad Kreuznach. In: 150 Jahre Heilbad Bad Kreuznach, Bad Kreuznach 1968, S. 147 – 158

Bahn, P.: Die Puricellis, Bad Kreuznach 1989

BAR (Bundesarbeitsgemeinschaft für Rehabilitation): Konzeption zur ambulanten Rehabilitation bei psychischen und psychosomatischen Erkrankungen., Bundesarbeitsgemeinschaft für Rehabilitation, Frankfurt 2004

Dehio, G.: Handbuch der deutschen Kunstdenkmäler, Band Rheinland-Pfalz (bearbeitet von Caspary, H.), München 1984

Ebers, G.: Die Geschichte meines Lebens, Stuttgart und Leipzig 1893

Freckmann, K. (Hrsg.): Die Unternehmerfamilie Puricelli, Rheinland Verlag, Köln 1997

Lenzenweger, J., Stockmeier, P., Amon, K., Zinnhobler, R. (Hrsg.): Geschichte der kath. Kirche, Styria Verlag, Graz 1990, S. 306 – 309

Melchers, E., Melchers, H. (Hrsg.): Das große Buch der Heiligen, Südwestverlag, München, 1978, S. 149 – 151

Paar, G. H., Rüddel, H.: Medizinische Rehabilitation. In: Adler, R. H., Köhle, K., Langewitz, W., Wesiak, W. (Hrsg.): Psychosomatische Medizin. Modelle ärztlichen Denkens und Handelns. Urban & Fischer, München, 2009 (im Druck)

Plettenberg, C. Graf von: Die Familie Puricelli als Auftraggeber der Binger Photographen Johann Baptist und Jacob Hilsdorf. In: Jahrbuch (Nr. 19) der Historischen Gesellschaft Bingen e. V.; Bingen 1996

Rüddel, H.: Das St. Franziska-Stift in Bad Kreuznach als Beispiel für die Umsetzung des Stiftungsgedanken der Franziska Puricelli. In: K. Freckmann (Hrsg.) Die Unternehmerfamilie Puricelli, Rheinland Verlag, Köln 1997, S. 96-107

Rüddel, H., Jürgensen, R., Lotz-Ramboldi, W., Mitglieder der internen und externen Evaluationsgruppe: 3-Jahres-Katamnese von Patienten nach psychosomatischer Rehabilitation. In: Schliehe, F., Schuntermann, M.F. (Hrsg.): Tagungsband zum 8. Rehabilitationswissenschaftlichen Kolloquium, 8.-10. März 1999, Nordeney. Reha-Bedarf-Effektivität-Ökonomie. Verband Deutscher Rentenversicherungsträger, Frankfurt, 375, 1999

Sellner, A.C.: Immerwährender Heiligenkalender, Eichhorn Verlag, Frankfurt 1993, S. 91-92

Schmitt, R.: Geschichte der Rheinböller Hütte; Köln 1961 (Schriften zur rheinisch-westfälischen Wirtschaftsgeschichte)

Schneider, C.: Als Loren durchs Rittergut rollten. In: Bad Kreuznacher Heimatblätter, Nr. 11, 1986

Schneider, C.: Auf altrömischen Mauern. In: Bad Kreuznacher Heimatblätter, Nr. 2, 1988

Schulz, H., Lotz-Ramboldi, W., Koch, U., Jürgensen, R., Rüddel, H.: Behandlungserfolg stationärer psychosomatischer Rehabilitation nach differentieller Zuweisung auf Stationen mit entweder psychoanalytischem oder verhaltenstherapeutischem Konzept – Ergebnisse einer Ein-Jahres-Katamnese. Z Psychother Psychosom med Psychol 49: 114 – 130, 1999

Terporten, G., Rüddel, H., Mans E.: Ausbildung zum Psychologischen Psychotherapeuten an einer Psychosomatischen Fachklinik. Praxis klinische Verhaltensmedizin und Rehabilitation 25: 180-183, 2001

Treitz, J.: Michael Korum, Bischof, Lebens- und Zeitbild; München, Rom 1925

Watzke, B., Rüddel, H., Koch, U., Rudolph, M., Schulz, H.: Comparison of therapeutic action, style and content in cognitive-behavioural and psychodynamic group therapy under clinically representative conditions, Clin Psychol Psychother 25: 404-417, 2008

Bilderverzeichnis

Die Abbildungen auf den Seiten 13, 14, 18, 19, 22, 25, 31, 32, 39, 40, 46, 47, 48, 58, 59, 60, 66, 67, 68, 70 stammen aus dem Kliniksarchiv des St. Franziska-Stifts. Die Abbildungen auf Seiten 20, 21, 24, 26, 28, 29, 35, 37, 38, 61, 62, 64, 90, 93 wurden von den Borromäerinnen in Trier zur Verfügung gestellt. Die Abbildung auf Seite 17 erfolgte mit Bewilligung des Kreismedienzentrums Kreisverwaltung Bad Kreuznach. Für die Abbildung auf Seite 12 wurde das Originalbild der Puricelli-Stiftung Rheinböllen fotografiert. Die Abbildung auf Seite 16 wurde von Prof. Rüddel gestellt, die Abbildungen auf Seite 22 von Prof. Murken, von Seite 27 durch Frau Schepers, von Seite 66 durch Familie Albers und von Seite 69 von Dr. Arras. Alle aktuellen Fotos der Klinik und der Mitarbeiter stammen von Gerhard Kind.

Herzlichen Dank:

Monika Gellweiler für ihre sorgfältige Betreuung des Klinikarchivs.

Ein besonderer Dank gilt Frau Dr. Claudia Gerstenmaier, ctt-Zentrale, für die Beratung und Unterstützung bei der Gestaltung des Jubiläums.

Allen Helfern bei der Erstellung dieses Buches, insbesondere Silvia Laarmann, Silke Steinhage, Beatrix Liebetrau, Vera Terporten, Gerhard Kind, Sandra Ess.

Allen Zeitzeugen für Informationen zum St.Franziska-Stift: Frau Generaloberin Sr. Elisabeth und Sr. Pia vom Ordensarchiv der Schwestern vom hl. Karl Borromäus (Trier), Frau Martha Schepers, geb. Stein, Herrn Dieter Stöck, Herrn Theo Zerwas, Herrn Richard Walter, Herrn Günther Heinzen.

Ein besonderer Dank gilt allen Sponsoren des 100-jährigen Jubiläums St. Franziska-Stift

Das Jubiläum wurde unterstützt durch:
Gebäudetechnik Rudolf Schuster KG
Gerharz Architekturbüro
Obst- und Gemüsegroßhandel Reinhardt
Stadtwerke GmbH
Weinand Recycling-GmbH & Co. KG
Wies Kunststoff-Fensterbau GmbH

sowie:
Bäckerei Konditorei Engelmann
Dilly Heim & Garten
Dipl.-Ing. Reichelt
FLEISCHHAUER Autozentrum GmbH & Co. KG
Frey Elektrotechnik
FUNK Hospital-Versicherungsmakler GmbH
Heinrich Brune GmbH & Co. KG
Hygieneservice Frank Domann
Intersport Schäfer
Johannes Gerstäcker Verlag GmbH
JOMO GV-Partner
Malerwerkstätte Alfred Widrat
Tischlerei Ralf Frank
Raumgestaltung W. M. Schira
Wirth Fleisch- und Wurstwaren GmbH
Speisereseentsorgung Zimmermann

und:
Bier-Hoffmann 1895 Getränkefachhandel GmbH,
Blumenhaus Stil- und Blüte, Kosmetikstudio Doris Maaß, Schlick Medizintechnik e.K., Zischka Textilpflege GmbH